Edgard CHEVALIER

Chirurgien des hôpitaux de Paris.

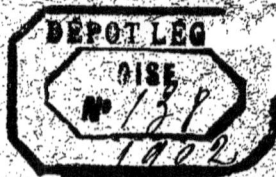

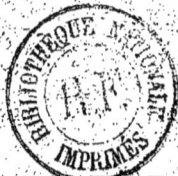

REIN MOBILE

PATHOGÉNIE ET INDICATIONS OPÉRATOIRES

Rapport présenté à la cinquième session de l'Association française d'Urologie, Paris 1901.

CLERMONT (OISE)

IMPRIMERIE DAIX FRÈRES

3, PLACE SAINT-ANDRÉ, 3

1901

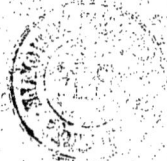

REIN MOBILE

PATHOGÉNIE ET INDICATIONS OPÉRATOIRES

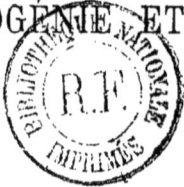

PAR

Le Dr Edgard CHEVALIER

Chirurgien des hôpitaux de Paris.

———

Rapport présenté à la cinquième session de l'Association française d'Urologie, Paris 1901.

———

CLERMONT (OISE)

IMPRIMERIE DAIX FRÈRES

3, PLACE SAINT-ANDRÉ, 3

—

1901

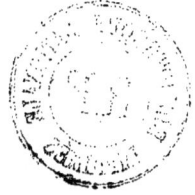

REIN MOBILE

PATHOGÉNIE ET INDICATIONS OPÉRATOIRES

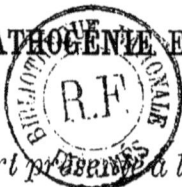

Rapport présenté à la cinquième session de l'Association française d'Urologie,

PAR

Le Dr Edgard CHEVALIER
Chirurgien des hôpitaux de Paris.

PREMIÈRE PARTIE.
Pathogénie
CHAPITRE Ier.

Considérations anatomiques et physiologiques.

A. ANATOMIE NORMALE.

Situés dans la portion sous-diaphragmatique du tronc, de chaque côté de la colonne vertébrale, sur les flancs des 11e et 12e vertèbres dorsales et des 1re et 2e vertèbres lombaires, les reins ne sont pas sur un même plan horizontal : le rein droit descend plus bas que le rein gauche et atteint le niveau de l'apophyse transverse de la 3e vertèbre lombaire, dont le rein gauche n'affleure que le bord supérieur.

Ils se mettent en rapport avec les dernières côtes ; la 11e et la 12e : celle-ci, comme Récamier l'a bien exposé dans sa thèse, est très variable, elle est longue, moyenne ou courte. Dans le sinus costovertébral s'étend le puissant ligament de Henle.

La loge qu'occupent les reins est la fosse rénale, variable avec le sexe du sujet. Chez la femme, elle est (Weisker, 1891) plus ouverte en bas en raison de la projection des hanches en dehors et plus étroite en haut à cause du resserrement de la taille. Volkoff et Delitzine (1897) ont montré que tandis que, chez l'homme, la fosse est profonde, pyriforme et se rétrécissant par en bas, ce qui empêche le rein de descendre sans se porter en avant, elle est, chez la femme, superficielle, petite, cylindrique et ouverte en bas ce qui permet au rein de descendre directement en bas. Le corset rend la fosse plus superficielle encore.

Le rein est maintenu dans sa loge par une série de moyens de fixité.

a) *Capsule adipeuse de Haller*. — Organe extrapéritonéal et rétropéritonéal, le rein est entouré d'abord par sa capsule propre, qui s'applique sur le parenchyme auquel elle adhère par de fins tractus conjonctifs et des vaisseaux sanguins.

Autour de lui, se développe la capsule cellulo-adipeuse appelée encore capsule adipeuse de Haller, membrane adipeuse de Riolan, ligament du rein de Bartholin, ou ligament suspenseur de Englisch.

Cette capsule cellulo-adipeuse se compose de deux parties ; un sac fibro-conjonctif renfermant le rein et la capsule surrénale, qui va nous arrêter assez longuement et l'élément adipeux.

a') L'*élément adipeux*, situé à l'intérieur du sac fibreux est de la graisse. Cette graisse, peu abondante chez l'enfant, considérable au contraire chez l'adulte, se répartit inégalement autour du rein : elle manque presque complètement en avant dans la portion rétropéritonéale et se rencontre surtout à la face postérieure du rein, au hile, au bord convexe, à l'extrémité supérieure, et à l'extrémité inférieure où elle forme coussin. Compacte sur le cadavre, elle est, sur le vivant, fluide et difficile à dissocier, principalement à l'extrémité inférieure, qui présente des faisceaux fibreux allant du rein au cæcum. Elle est traversée par de fins tractus celluleux et des vaisseaux.

Elle constitue un coussinet de glissement et d'expansion plutôt qu'un moyen de fixité.

ã") Les *fascia périrénaux*. — Le sac fibreux de la capsule cellulo-adipeuse qui contient la graisse et le rein nécessite une plus longue description, car les auteurs ont varié d'opinion à son sujet.

Luschka le décrit ainsi : le péritoine passe immédiatement en avant du rein ; mais sur le bord externe de la glande il envoie sur la face postérieure son fascia sous-séreux qui se transforme en lamelle fibreuse et ferme la capsule en arrière ; il n'y aurait de graisse qu'en arrière.

Henle dit que le rein est entouré d'une vraie capsule fibreuse lâche, contenant de la graisse et reliée à la capsule propre par des fibres minces et fragiles se rompant facilement.

Simon, Arnold, semblent admettre que le rein est dans un dédoublement du péritoine dont le feuillet fibreux passe derrière la glande, au devant de laquelle passe le feuillet séreux.

Sappey dit que la capsule de Haller est une dépendance du fascia propria qui se dédouble en 2 feuillets : l'antérieur, privé de graisse, s'accole au péritoine par du tissu cellulaire fin, le postérieur passe en arrière du rein. Ces deux feuillets se réunissent en haut, au-dessus du rein, qu'ils séparent de la capsule surrénale, mais en bas, au-dessous du rein, ils restent indépendants et vont se prolonger jusqu'au détroit supérieur du bassin en s'amincissant de plus en plus.

Zuckerkandl (1882), Toldt, Delagénière (1892), Gerota (1895), Glantenay et Gosset (1898), ont repris l'étude de ce sac fibreux et de leurs travaux résulte la description suivante.

L'enveloppe cellulo-fibreuse ou fascia périrénal comprend un fascia prérénal et un fascia rétrorénal.

Sur une coupe transversale du corps, on les voit ainsi : les deux feuillets s'accolent en dehors du rein et ferment la loge de ce côté ; mais en dedans ils restent séparés. Le feuillet postérieur passe en arrière du pédicule vasculaire du rein et va s'arrêter sur les flancs de la colonne vertébrale ; le feuillet antérieur passe au-devant du pédicule vasculaire du rein et au devant des gros vaisseaux (aorte et veine cave inférieure) pour se continuer avec le feuillet antérieur de l'autre rein : les deux loges rénales communiquent donc en dedans.

Sur une coupe verticale on note ceci : les deux feuillets entourent le rein et la capsule surrénale. Au-dessus de la capsule surrénale, ils se réunissent et vont s'attacher à la face inférieure du diaphragme. En bas, les deux feuillets restent séparés : le feuillet antérieur se continue avec le péritoine, le feuillet postérieur se perd sur la fosse iliaque ; la loge rénale est donc ouverte en bas, mais on trouve parfois de fins tractus celluleux réunissant les deux feuillets au-dessous du pôle inférieur du rein.

Entre le pôle supérieur du rein et la capsule surrénale existe une couche cellulo-adipeuse (ce qui explique l'erreur de Sappey) formée de fibres cellulaires courtes et de nombreux ramuscules vasculaires. Plus forte chez l'enfant, cette couche s'allonge chez l'adulte, s'infiltre de graisse et devient moins solide. Glénard insiste sur l'importance de ces attaches surréno-rénales et sur la formation d'un ligament surréno-rénal adventice qui lui permet sa classification des degrés de la néphroptose.

Le fascia rétrorénal se fusionne avec le péritoine au niveau du bord externe du rein sur une ligne nette, rectiligne, quelquefois un peu plus interne, simulant alors une amorce de mésonéphron : le fascia brillant, transparent et mince diffère du péritoine qui est plus mat, opaque et plus épais. Ce fascia rétrorénal, ou *fascia de Zuckerkandl*, ré-

sulte de la condensation de la couche celluleuse de rem-
plissage rétrorénal ; il ne dépend pas du fascia propria.
Il paraît même doubler la capsule graisseuse de Haller.

Le fascia prérénal dépend du fascia propria, il se ren-
force du *feuillet de Toldt* résultant de la fusion du péritoine
pariétal primitif avec le mésentère du côlon, et différant à
droite et à gauche. *Sur le rein gauche*, le côlon descendant longe le bord externe du rein ; devant le rein s'étale
le mésocôlon descendant, résultat de la soudure du méso
primitif avec le péritoine pariétal postérieur qui perd là les
caractères d'une séreuse. Le côlon descendant est à peu
près fixe ; en l'incisant, on voit une membrane conjonc-
tive qui plus haut quitte le rein, se jette sur l'aorte et les
gros vaisseaux en passant derrière le pancréas. C'est le
feuillet de Toldt, qui, sur le pourtour du rein, se confond
avec le fascia rétro-rénal, pour constituer avec lui une sorte
de demi-capsule complète contenant le rein doublé de sa
graisse périrénale. C'est presque un coquetier tenant un
œuf. Cette disposition se retrouve sur toute la portion de
la face antérieure que recouvre le méso-côlon transverse.

A droite, le côlon ascendant n'a de méso que 1 fois sur
6 (Lesshaft) : ce méso est court, formé de 2 feuillets unis
par du tissu cellulaire lâche qu'on peut séparer. Ce n'est
que très exceptionnellement qu'il se produit un feuillet
analogue au feuillet de Toldt, et encore dans ce cas le
feuillet est très peu développé.

Le rein, oblique en bas et en arrière, appuie de toute son
étendue, à gauche, sur ce feuillet antérieur qui le main-
tient encore par sa réflexion vers le feuillet rétrorénal. A
droite, ce moyen de fixation fait défaut.

A elle seule, la capsule de Haller n'est pas un moyen
de fixité du rein très puissant. Troquart dans ses expériences montre qu'un poids de 2 kilogrammes suffit pour mobiliser un rein débarrassé du péritoine et laissé avec sa
seule capsule adipeuse, tandis qu'il faut 8 à 10 kilogrammes si le péritoine est intact.

b) *Péritoine*. — Le péritoine passe au-devant du rein, qui glisse au-dessous de lui dans une certaine mesure, au-delà de laquelle le péritoine se plisse.

Les ligaments hépato-rénal, duodéno-rénal, cystico-rénal, etc., fixent le rein à des organes mobiles ; ils l'affaiblissent plus qu'ils ne le soutiennent, comme aussi le ligament supérieur du cæcum qui jette quelques fibres sur l'extrémité inférieure du rein droit.

c) *Pédicule vasculaire du rein*. — Le pédicule du rein formé par l'artère et la veine rénales, les lymphatiques et les nerfs du plexus rénal, s'étend du rein à l'aorte, à la veine cave et à la colonne lombaire.

Il offre surtout de la résistance aux grands déplacements : il empêche le rein de se porter en dehors, mais ne gêne pas le déplacement en dedans et en bas. Dans l'abaissement du rein, il oblige cet organe à décrire une sorte de courbe qui le place d'abord obliquement en bas et en dedans, puis transversalement ; dans cette situation, peuvent s'établir par plicature des obstacles à la circulation veineuse qui amènent la congestion du rein, et de la douleur.

A gauche, le pédicule rénal, plus long, est plus solidement maintenu qu'à droite, car la veine surrénale gauche se jette dans la veine rénale, tandis que la veine surrénale droite se jette dans la veine cave. Le canal réno-azygo-lombaire de Lejars, qui n'existe le plus souvent qu'à gauche, contribue aussi à rendre plus ferme le soutien du pédicule rénal gauche.

d) *L'uretère*, qui fait partie du pédicule du rein, naît plus ou moins loin du sinus du rein suivant la disposition du bassinet : il se trouve sur un plan plus rapproché de la face postérieure. Il est uni au rein, pendant les deux centimètres où il longe son extrémité inférieure, par un tissu cellulaire d'apparence lâche, mais plus résistant que celui qui attache le rein à la colonne vertébrale (Navarro) ; cette disposition permet au rein déplacé d'entraîner l'origine de l'uretère et de le décoller de la colonne vertébrale ; plus loin, l'uretère se couderait sur le pôle inférieur du rein devenu transversal.

e) La *capsule surrénale*, chez le fœtus, entoure presque complètement le rein ; chez l'adulte, elle ne recouvre plus que son pôle supérieur. Maintenue très solidement à sa place par les 15 à 20 artérioles qu'elle reçoit ; par ses veines, ses nerfs, son tissu conjonctif, elle ne suit jamais le rein dans ses déplacements. Elle contribue à la fixation du rein par des tractus celluleux qui vont de sa face inférieure au pôle supérieur du rein et dont la résistance diminue à mesure que le sujet avance en âge, et à gauche par la veine surrénale gauche qui va dans la veine rénale.

f) Le *foie* couvre les deux tiers supérieurs du rein droit, au devant duquel il tend à glisser, mais auquel il transmet les mouvements de la respiration.

A gauche, la rate se met en rapport avec la partie supérieure du rein gauche sur lequel elle est sans effet ; la queue du pancréas se met en rapport avec sa partie moyenne qu'elle aiderait à fixer.

Le duodénum par sa seconde portion entre en rapport avec le bord interne du rein droit.

Le cœcum envoie des fibres de son ligament suspenseur sur la corne inférieure du rein droit.

Le côlon ascendant et le côlon transverse forment un angle obtus, à sommet émoussé, décrivant une sorte de courbe, alourdie souvent par des matières stercorales, qui passe au-devant du tiers inférieur du rein droit, tandis que le côlon descendant et le côlon transverse forment un angle droit qui passe sur tout le tiers inférieur du rein gauche atteignant son bord externe et le maintenant en place par son mésocôlon (feuillet de Toldt).

g) *Equilibre intra-abdominal*. Les différents moyens

de fixité que nous avons rappelés seraient insuffisants si les reins n'étaient maintenus par l'état de l'équilibre intra-abdominal. Comme le dit Troquart, l'intestin fait comme un coussin élastique calant le rein. Volkoff et Delitzine ont bien montré cet équilibre intra-abdominal. L'abdomen, à ce point de vue, est formé de 3 cavités concentriques emboîtées : l'une, externe (sphincter abdominal externe), exclusivement musculaire, régularise par ses contractions le volume du contenu ; la seconde, moyenne, est formée par le péritoine pariétal qui contient la troisième cavité ; la troisième, l'intestin est pourvue également d'une enveloppe contractile (sphincter abdominal interne). Grâce à leur occlusion hermétique, l'intestin et les viscères intra-abdominaux forment un tout unique. Le sphincter abdominal externe agit d'une part sur tout le contenu du péritoine et d'autre part sur le rein et les organes extra-péritonéaux : c'est lui dont l'action est la principale et dont les modifications retentissent le plus sur les reins. Sur le cadavre, si l'on place le corps dans la position verticale, l'ouverture de la paroi abdominale détermine un abaissement considérable des reins, dès qu'on a coupé la couche musculaire, l'ouverture du péritoine déplace beaucoup moins les reins, mais mobilise notablement le foie ; l'évacuation rapide d'un liquide intra-abdominal provoque aussi l'abaissement du rein.

h) *Mobilité normale du rein.* Longtemps on a cru que le rein n'obéissait pas aux mouvements respiratoires ; on sait aujourd'hui par les nombreuses interventions de la chirurgie rénale que le rein s'abaisse dans l'inspiration et remonte dans l'expiration. Il tend à descendre dans la station verticale et à remonter dans le décubitus dorsal.

La course normale du rein varie de 3 à 5 centimètres, plus grande dans le sexe féminin, dès l'enfance même (Rosenthal).

Le rein glisse dans son enveloppe graisseuse.

B. ANATOMIE PATHOLOGIQUE DU REIN MOBILE.

L'anatomie pathologique du rein mobile est établie surtout par les opérations chirurgicales qu'il a nécessitées plus que par les autopsies, qui sont assez rares.

L'atmosphère graisseuse que les autopsies ont quelquefois trouvée très raréfiée, quelquefois même disparue (Legueu, Glantenay et Gosset, Stiénon et Vandervelde), était au contraire très fournie (Fredet) et se voit souvent abondante au cours des néphropexies dont elle gêne quelquefois beaucoup l'exécution par sa présence.

Le péritoine a été trouvé allongé, formant des plicatures (Glantenay et Gosset) ; sur 8 cas Watson l'a trouvé 4 fois très relâché, 4 fois peu relâché. Quelquefois on l'a vu recouvrir le bord convexe et un peu la face postérieure du rein, mais jamais il ne constitue à proprement parler un mésonéphron (Albarran).

Le pédicule vasculaire généralement allongé, laissant le rein venir facilement dans la plaie opératoire. Legueu trouve les vaisseaux allongés également, Glantenay et Gosset trouvent une artère longue et étroite et une veine moins allongée, mais ayant provoqué une coudure, une inflexion secondaire de la veine cave inférieure. Fredet signale un allongement de l'artère, sans modification de la veine. Pasteau trouve un allongement des deux vaisseaux et des anomalies prédisposant à l'ectopie.

L'uretère présente des modifications que nous retrouverons quand nous parlerons de l'hydronéphrose intermittente.

Le rein déplacé a quitté sa loge : il présente une situation variable avec les degrés du déplacement, qui ont été l'objet de classifications nombreuses, et qui peuvent se résumer en 3 degrés principaux : dans le premier le rein simplement descendu a son extrémité supérieure encore sous les côtes (mobilité lombo-abdominale de

Guyon), dans le deuxième, le rein se trouve en entier au-dessous des côtes (mobilité abdomino-lombaire de Guyon), dans le troisième, le rein n'a plus le contact avec sa loge, c'est le *rein flottant* (mobilité abdominale de Guyon).

Le rein subit une série de petits déplacements dont nous parlerons à propos de l'hydronéphrose : il peut s'altérer, dégénérer, s'enflammer.

D'autres organes peuvent se mobiliser avec lui : le foie mobile est assez fréquent dans le rein mobile, l'entéroptose également. Enfin, il peut se faire des compressions (veine cave, côlon, duodénum, voies biliaires) ou des adhérences anormales.

CHAPITRE II

Etiologie et pathogénie du rein mobile
proprement dit.

Le rein mobile est congénital ou acquis : le dernier seul nous occupera ici, c'est lui qui constitue vraiment le rein mobile, l'autre étant surtout le rein ectopié.

I° FRÉQUENCE.

Le rein mobile est une affection d'une grande fréquence : avant Rayer on l'avait mal observé, Mesué (1581), Riolan (1641), Haller, Baïllie, Meckel, Portal, Aberle, publient quelques cas. Rayer surtout, en 1841, dans son important ouvrage sur les maladies du rein, attire l'attention, puis Fritz (1859) rassemble les 35 cas connus à son époque, Dietl (1864), Becquet (1865), Trousseau, Guéneau de Mussy, Chroback, etc., etc. En 1879, Keppler fait la première opération (néphrectomie), contre le rein mobile. En 1881, paraît le remarquable travail de Landau, et Hahn fait la première néphropexie ; les publications de Glénard, de Guyon et de l'Ecole de Necker, le mémoire de Terrier et Baudouin, les travaux de Tuffier, Albarran, Bazy, Godart-Danhieux, etc., etc., montrent la fréquence et l'importance du rein mobile et de ses complications.

Autrefois on ne s'occupait, comme dit Glénard que du rein mobile du flanc (rein flottant), dont la fréquence était assez restreinte ; aujourd'hui toute mobilité du rein est étudiée et l'on a peut-être exagéré un peu cette fréquence.

Ebstein sur 3.698 autopsies trouve 5 reins mobiles
Newmann sur 11.000 — 11 —
Skorckewsky 1.422 malades trouve 32 reins mobiles
conclusions que Tuffier accepte

Glénard en 1893, chez 4.215 malades atteints de maladies de la nutrition, rencontre 537 reins mobiles ; Mathieu en trouve 132 chez 546 femmes dyspeptiques, et 85 chez 306 femmes ordinaires. Depage (de Bruxelles) admet que 30 % de femmes ont des reins mobiles, sans qu'il y ait de rapports avec l'entéroptose. Godart Danhieux et Verhoogen donnaient en 1893 46 % de femmes avec des reins mobiles ; en 1900 Godart-Danhieux sur 871 cas trouve 2.33 o/o chez l'homme et 35 % chez la femme. Fisher Bentzon dans ses autopsies donne, en 1887, 17 % et en 1889, 22 %. Trekaki, sur 100 femmes arabes ne portant ni corsets ni ceintures, rencontre 42 reins mobiles. Albarran limite à 10, à 12 %, les femmes avec reins mobiles, dont beaucoup d'ailleurs l'ignorent. Sans fixer de chiffre, même approximatif, on peut dire que l'exploration abdominale avec les procédés perfectionnés dont nous disposons permet chez beaucoup de femmes de révéler un rein mobile, sans qu'aucun symptôme ait jamais attiré l'attention de ce côté.

Les causes du rein mobile sont les unes prédisposantes, de beaucoup les plus importantes, les autres efficientes ou occasionnelles, n'agissant guère que chez les sujets prédisposés.

II° Causes prédisposantes.

a) *Sexe*. — La femme a pour le rein mobile une prédis-position si grande qu'on pourrait dire que cette affection lui est spéciale : les cas chez l'homme ne sont pourtant pas très rares.

Legry sur 1176 cas, trouve 13 % d'hommes et 87 de femmes ; Glénard rencontre 2,7 % chez l'homme et 22 % chez la femme ; Godart-Danhieux voit 2,33 % chez l'homme et 35 % chez la femme : il a vu 5 néphroptoses chez l'homme contre 212 chez la femme. Cette prédomi-nance du sexe féminin apparait déjà dans l'enfance, Comby (1899) en ayant observé 18 cas chez l'enfant, y trouve une majorité de filles.

La différence des dispositions anatomiques des fosses rénales suivant le sexe, que nous avons signalée plus haut, explique déjà cette prédisposition du sexe féminin : les autres causes vont encore la confirmer.

b) *Age*.—Bien que Rosenthal, Comby, Guinon, Schulze, aient rassemblé une quarantaine de cas chez des fillettes, et même chez des nourrissons (Knöpfelmacher), c'est dans la période active de la vie génitale de la femme que se pro-duit le rein mobile.

Mathieu note de 15 à 20 ans   12 à 13 %
            de 20 à 25 —   22 à 23 %
            de 25 à 50 —   40   %
            de 50 à 70 —   25   %

Godart-Danhieux donne, de 20 à 34 ans, 40 à 44 %.

Delvoie trouve le maximum de 30 à 40 ans, Landau et aussi Lindner donnent le maximum aux mêmes âges.

c) *Côté droit*. — La néphroptose, quelquefois bilatérale, peut siéger à gauche, chez l'homme principalement ; mais l'immense majorité des cas porte sur le rein droit.

Bruhl citant les tableaux de Hare, Lancereaux, Ebstein, Landau, Küttner, réunit 1.057 cas dont 819 reins droits, 117 reins gauches, 121 ectopies doubles.

Godart-Danhieux, sur 212 néphroptoses, trouve 183 néphroptoses droites, 29 doubles avec prédominance du rein droit.

Albarran donne 85 à 90 % à droite.

Des raisons anatomiques, que nous avons déjà exposées, expliquent cette proportion ; le rein droit, normalement, descend plus bas que le gauche, le foie pèse sur lui, et lui transmet l'impulsion de la respiration, de l'effort, et l'action nocive du corset.

Le rein gauche, nous l'avons vu plus haut, est plus solidement fixé que le rein droit. L'action des troubles digestifs, de la constipation en particulier, est bien plus sensible sur le rein droit : la traction du cæcum alourdi par les matières stercorales se fait directement sur l'extrémité inférieure du rein droit par les fibres de son ligament supérieur ; la coprostase (Landau) dans l'angle obtus du côlon ascendant et du colon transverse pèse ainsi sur le rein. Enfin l'entéroptose (Glénard) avec ses accidents côliques (côlon ascendant et côlon transverse) et hépatiques initiaux agit plus sur le rein droit.

d) *Grossesses.* — La grossesse, surtout les grossesses répétées, sont, pour beaucoup d'auteurs, des causes prédisposantes importantes du rein mobile.

Par elle-même, la grossesse ne peut être une cause vraie de néphroptose. Hare a publié l'observation d'une femme, atteinte de rein mobile, qui fut améliorée par une grossesse et guérie par une seconde.

La multiplicité des grossesses, surtout rapprochées, provoquant une dislocation de la paroi abdominale, crée une prédisposition au rein mobile. Landau, sur 42 femmes atteintes de néphroptose, en voit 40 avec enfants. Lindner, sur 64 cas, cite 24 nullipares, 10 unipares, 30 pluripares ;

mais il trouve que l'on a exagéré l'action de la grossesse, et croit que si on examinait complètement les jeunes filles on trouverait chez elles beaucoup plus de reins mobiles. Mathieu trouve 11,54 % de nullipares contre 33,8 % de pluripares. Glénard croit à 60 % de ptoses puerpérales, mais Godart-Danhieux, poursuivant des recherches parallèles sur la néphroptose et l'entéroptose, montre que l'augmentation du nombre des grossesses ne correspond pas à une augmentation de la proportion des reins mobiles, tandis que, comme l'âge d'ailleurs, elle marche de pair avec une augmentation du chiffre des entéroptoses.

La grossesse peut produire le rein mobile au moment de l'effort thoraco-abdominal de l'accouchement : dans ce cas, il s'agit d'une sorte de luxation du rein. C'est surtout en laissant lever trop tôt les accouchées qu'on les expose au rein mobile, aussi Keller demande de laisser les accouchées au lit pendant 3 semaines et de leur maintenir le ventre pendant 6 semaines avec une ceinture appropriée.

e) *Relâchement de la paroi abdominale.* — Le relâchement de la paroi abdominale consécutif à l'accouchement peut se voir encore après l'évacuation d'épanchements abdominaux (ascite, kystes ovariques) ou l'opération de grosses tumeurs abdominales.

L'amaigrissement, surtout l'amaigrissement rapide, peut encore, dit-on, favoriser la production du rein mobile. Il ne faut pas trop s'arrêter à la disparition de la graisse de l'atmosphère périrénale, car le plus souvent au cours des néphropexies on peut vérifier que cette graisse n'a pas disparu, même avec des mobilités fortes et douloureuses ; elle est même plutôt gênante au cours de l'opération. De plus, le rein mobile peut se voir chez des femmes qui ont toujours été maigres, et n'ont pu par suite modifier leur équilibre abdominal de ce fait, comme chez d'autres qui sont restées grasses.

Bazy admet l'action de l'amaigrissement et l'action favorable de l'engraissement.

. f) *Affections de l'appareil génital interne*. — Les relations du rein mobile avec les affections de l'appareil génital interne sont assez difficiles à préciser. Thiriar croit que le rein mobile provoque, par compression veineuse ou action réflexe, la congestion des organes génitaux internes, favorable à l'infection. Landau pense que les affections utérines, surtout la rétroversion, sont causes du rein mobile, et Knapp croit que les déviations utérines surtout l'anteversion et les prolapsus, agissent par tiraillement de l'uretère, tandis qu'Albarran croit plutôt à des coïncidences.

g) *Congestion périodique*. — Becquet (1865) dit que la cause principale du rein mobile droit est la congestion, périodique ou non, surtout les règles : pendant les règles se fait une poussée congestive temporaire du rein qui devient douloureux et plus lourd. Les règles terminées, le rein se décongestionne et revient à sa place ; mais petit à petit il conserve un peu de congestion, reste plus lourd, contracte des adhérences, se déplace définitivement et devient le rein mobile. Trousseau adopte complètement les idées de Becquet ; Lancereaux, invoquant les connexions des plexus ovarique droit et rénal droit, s'y rattache.

Mlle Rosenthal, dans un mémoire analysé par Richelot (1901), semble reprendre, sans les citer, les théories de Becquet.

Potain admettait du reste que la congestion du rein est aussi facile que la congestion pulmonaire.

h) *Affections de l'appareil digestif. Entéroptose*. — En 1885, Glénard, étudiant les maladies de la nutrition, rencontra un grand nombre de reins mobiles ; il rejeta l'ancienne conception de la maladie du rein mobile, et fit rentrer cette maladie dans le cadre général des splanchnop-

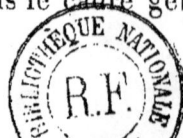

toses, dans l'entéroptose comme on l'appelle plus simplement ; le rein mobile n'est qu'une partie du tableau général de l'entéroptose, confond ses symptômes avec elle, participe à ses causes, et comprend 4 degrés : le rein mobile de l'hypochondre (3 degrés), et le rein mobile du flanc (1 degré). Ses études, toujours poursuivies, rassemblées dans son Traité des ptoses, l'ont amené à donner aux attaches réno-surrénales un rôle prépondérant dans la genèse du rein mobile au cours de l'entéroptose. Dans le 1er degré, il y a relâchement des attaches réno-surrénales ; dans le 2e degré, allongement de ces liens, d'où formation du ligament réno-surrénal adventice ; dans le 3e degré, rupture de ce ligament : le rein n'est plus alors soutenu que par son pédicule vasculaire, qui, dans le 4e degré, s'allonge à son tour pour donner le rein flottant.

Glénard admet les prédispositions anatomiques, le rôle du corset, des ceintures, mais il s'agit avant tout d'une dislocation générale de l'abdomen avec troubles digestifs : c'est une maladie de la nutrition où le rein mobile n'est qu'un épisode.

Glénard admet deux mécanismes dans l'entéroptose : la hernie de force avec une paroi abdominale bonne, la hernie de faiblesse, beaucoup plus fréquente, dans laquelle agissent l'âge, la puerpéralité et l'asthénie générale de l'abdomen, que combat la sangle.

Si la théorie de Glénard est vraie, la néphropexie est à peu près inutile, mais les idées de Glénard ne sont pas admises par tous.

Mathieu (1893) croit que le rein mobile peut donner une note personnelle dans l'ensemble symptomatique ; il montre que les crises douloureuses analogues aux crises néphrétiques sont fréquentes dans la néphroptose, mais paraissent inconnues dans l'entéroptose, où l'on voit surtout des crises hypochondriaques de coliques hépatiques.

Ewald (1890) n'admet la coïncidence de la néphroptose

et de l'entéroptose que dans 15 des cas et non 30 %, comme Glénard.

Litten, Landau, Guttmann, Senator, comme Albarran, trouvent qu'une grande majorité des cas de néphroptose est indépendante de l'entéroptose.

Godart-Danhieux, sur 603 cas, observe 212 cas de néphroptose et 178 cas d'entéroptoses, qui se décomposent ainsi :

212 néphroptoses, dont 131 sans entéroptose (61,8 %), 81 avec entéroptose (38 %).

178 entéroptoses, dont 97 sans néphroptose (54, 5 %); 81 avec néphroptose (45,5 %) ; pour le rein flottant du 4e degré il trouve 69 cas, dont 33 avec entéroptose et 36 sans entéroptose ; dans 29 cas de néphroptose bilatérale, il y en a 17 avec entéroptose et 12 sans.

Pour lui, la néphroptose et l'entéroptose ont des différences très tranchées. Tandis que la fréquence de la néphroptose ne croît pas sensiblement avec l'âge du sujet ou le nombre des grossesses, celle de l'entéroptose augmente nettement avec l'âge (chez les nullipares et chez les pluripares) et d'une façon plus évidente encore avec le nombre des grossesses. La pathogénie des deux affections n'est pas identique, et la néphroptose est indépendante de la tension intra-abdominale.

Depage, sur 300 femmes dont 30 % avaient des reins mobiles, note que la néphroptose est rarement en rapport avec l'entéroptose.

i) *Autres affections de l'appareil digestif.* — Les hernies du cœcum (Tuffier) en tirant sur le pôle inférieur du rein peuvent provoquer la néphroptose ; également un gros prolapsus du rectum (Bazy).

La dilatation de l'estomac (Bouchard, Legendre) provoque des congestions du foie ; celles-ci repoussent le rein, rein abaissé, qu'une occasion fortuite, chute ou secousse, transforme en rein mobile.

Mathieu accorde une grande importance à la dyspepsie

entretenue et exagérée par la néphroptose, mais ne croit pas au rôle donné par Bouchard et Legendre à la dilatation stomacale.

Cette dilatation de l'estomac serait pour d'autres secondaire ; pour Bartels et Müller-Warneck, elle est causée par la compression du duodénum par le rein et guérit quand le rein descend plus bas ; pour Landau et Lindner, elle est due aux tiraillements exercés sur l'estomac par le rein déplacé en bas et en dedans.

Legendre admet encore que le météorisme gastro-intestinal chez les hystériques et l'amaigrissement rapide chez les neurasthéniques peuvent provoquer la néphroptose.

Potain disait que la côlite donne de l'inflammation du tissu graisseux périrénal, le fait disparaître, mobilisant ainsi le rein qui se place en anteversion. Albarran objecte avec raison que cette périnéphrite aurait plutôt pour effet de fixer le rein fût-ce en position vicieuse.

j) *Affections du foie*. — L'action du foie dans la néphroptose est admise par la plupart des auteurs. C'est par l'intermédiaire du foie que l'effort, la toux, le corset, les affections digestives agissent sur le rein.

Potain (1890) pense que les poussées congestives du foie, avec ou sans ictère, provoquent le déplacement du rein par glissement : le foie guéri revient à sa place, mais le rein ne reprend pas la sienne. La lithiase biliaire provoquerait des poussées inflammatoires du tissu sous-péritonéal rétro-côlique et par suite la disparition de la graisse périrénale et le déplacement du rein. A son tour, le rein, comprimant les conduits biliaires, peut donner de la lithiase ou de l'ictère ; Reymond a publié récemment une observation de cet ordre.

On ne compte plus les coïncidences de la néphroptose et de l'hépatoptose, totale ou partielle, et il a fallu quelquefois associer l'hépatopexie à la néphropexie.

Il n'est pas niable que le foie ne joue un rôle dans la

néphroptose ; il est pourtant remarquable de constater que les augmentations de volume de cet organe (dégénérescence ou autres) sont souvent sans effet à cet égard.

III° Causes déterminantes.

a) *Corset*. — Parmi les causes déterminantes du rein mobile l'une des plus fréquemment mises en cause est le corset dont l'action est plus lente, mais plus persistante et répétée.

Cruveilhier dans son « Anatomie Pathologique » attire l'attention sur le rôle du corset. Le rein, comprimé par le corset trop serré, entre le foie en avant, les dernières côtes et la colonne vertébrale en arrière, s'échappe de sa loge comme un noyau de prune entre les doigts. Quelquefois le rein subit un mouvement de rotation qui porte son hile en avant et le fait basculer sens dessus dessous, ou enfin le rein devient flottant.

Trousseau accepte le rôle du corset et cite le cas de Peter où un ceinturon trop serré chez un garde national provoqua une luxation du rein. Bartels et Müller-Warneck aussi admettent le rôle des liens trop serrés.

Glénard montre que le corset soulève la région lombaire et ramène le rein dans la zone d'action du diaphragme, le mettant sous le foie et le rendant solidaire des mouvements respiratoires.

Depage dit que pendant l'inspiration et surtout l'inspiration forcée le foie et le rein forment une seule masse et descendent en bloc. Le foie revient facilement à sa place dans l'expiration, mais le rein, dans l'inspiration forcée, dépasse la ligne de compression du corset et ne peut reprendre sa place qu'occupe le foie. Chez l'homme, le rein mobile ne se voit que chez les gens qui portent une ceinture (soldats ou canotiers).

Godart-Danhieux et Vèrhoogen expliquent ainsi l'action nocive du corset. Dans l'inspiration forcée, le foie, refoulé en bas et en avant par la diminution de la concavité du diaphragme se développe librement dans le sens antéro-postérieur : le rein glisse en bas et reprend sa place dans l'expiration. Mais si l'expansion du foie en avant est gênée par un obstacle sur la paroi abdominale antérieure (corset ou ceinturon) le foie comprimé et refoulé en arrière appuiera sur le rein, qui glissera entre les deux feuillets de sa capsule, comme un noyau de fruit est expulsé de sa pulpe quand on fend une des extrémités et qu'on comprime l'autre.

Les vêtements trop lourds ont pu favoriser aussi la néphroptose. De Koranyi (1890), accusant les talons élevés et l'exagération de la courbure lombaire, y ajoute les vêtements trop lourds.

J'ai pu observer moi-même un cas très net où un corset neuf trop serré a provoqué une véritable luxation du rein droit, que le repos a guéri.

L'action du corset est vraie ; elle est cependant passible d'objections.

Le nombre des corsets trop serrés dépasse tellement celui des reins mobiles (Tuffier) qu'on doit être réservé sur cette pathogénie que rejettent Landau et Lindner ; on a vu des jeunes filles et des femmes portant tous les stigmates imprimés sur la taille par une constriction trop serrée et n'ayant pas de reins mobiles, et Trekaki, sur 100 femmes arabes ne portant ni corsets ni ceintures a trouvé 42 reins mobiles.

b) *Augmentation de volume du rein.* — Quelquefois, le rein devient mobile par suite d'augmentation de volume (congestion) ; dans les cas où l'augmentation de poids tient à une infection ou une dégénérescence du rein, elle peut provoquer la mobilité du rein, mais ce n'est pas là le vrai rein mobile.

c) *Traumatisme.* — Le traumatisme qui provoque la néphroptose est rarement violent : dans ce cas, c'est plutôt une luxation du rein qu'un rein mobile proprement dit.

C'est une secousse violente, une chute sur les talons, chute à la renverse (Guyon, Forber), chute sur les genoux (Henoch), un coup sur la région lombaire (Godart-Danhieux) ou enfin un effort brusque (toux, vomissement, accouchement). C'est une force qui agit brusquement pour déplacer le rein.

Le plus souvent l'action mécanique est plus lente.

VI° HÉRÉDITÉ, PRÉDISPOSITION CONGÉNITALE ; STIGMATES DE DÉGÉNÉRESCENCE.

Toutes les causes que nous avons relatées se produisent et se répètent chez un grand nombre de sujets sans occasionner de reins mobiles. Chacune d'elles est souvent insuffisante, et leur association ne provoque le rein mobile que chez certains sujets.

Il faut chercher dans une prédisposition congénitale l'explication du rein mobile.

Lindner croit que cette affection est le plus souvent congénitale ou préparée par une disposition congénitale. Litten, Guterbock, Ewald, Ochsle, l'admettent. Les recherches anatomiques ont montré qu'il pouvait y avoir là des prédispositions familiales, héréditaires (Volkoff et Delitzine). Bazy note que l'espace costo-iliaque des sujets atteints de rein mobile est en général assez considérable, plus que chez les sujets ordinaires. Bouchard, Tuffier, tendent à en faire une sorte de maladie générale héréditaire. Albarran défend avec conviction cette prédisposition héréditaire.

Albarran montre qu'entre l'ectopie congénitale, admise par tous, et l'ectopie acquise on peut retrouver tous les intermédiaires : anomalies vasculaires du côté opposé (Glantenay et Gosset), anomalies du rein lui-même (Herczel) ou d'autres organes (Griffon, Pasteau) ; autres malformations de dégénérescence (hernies, ectopies viscérales, stigmates psychiques ou physiques (déviations du rachis, lordose, etc).

De là, on arrive à l'hérédité, dont Albarran, Stapfer, ont publié des cas, et dont j'ai pu observer deux exemples, et surtout de l'hérédité dissemblable plus encore que l'hérédité directe.

Walsch, dans sa thèse, Comby, dans son mémoire, acceptent les idées d'Albarran.

C'est à cette théorie que nous donnons aussi nos préférences. Aucune des causes que nous avons relatées ne nous semble se suffire à elle-même, si on n'admet pas une prédisposition anatomique ou congénitale, qui explique parfaitement au contraire la diversité des effets suivant les sujets, les causes restant d'ailleurs les mêmes. Cette considération ne s'oppose d'ailleurs pas au traitement chirurgical du rein mobile. Avant d'en exposer les indications, il faut encore passer en revue la pathogénie de quelques accidents propres au rein mobile, et les relations de ces accidents avec la néphroptose elle-même ; l'hydronéphrose intermittente et l'étranglement rénal en sont les principaux.

CHAPITRE III

Relations de l'hydronéphrose intermittente avec le rein mobile.

Iº ETRANGLEMENT RÉNAL

Après un effort, une marche, une fatigue, on voit survenir une violente douleur dans le flanc avec des irradiations simulant la colique néphrétique, des vomissements, des lipothymies, un facies grippé, qui indiquent un état grave : c'est l'étranglement rénal.

La pathogénie des accidents a été diversement interprétée. Ce serait un tiraillement des plexus nerveux, une

poussée de péritonite circonscrite (Dietl 1864), un arrêt
du rein étranglé dans le tissu sous-séreux (Rollet 1866) ;
(Gilewski 1865) croit à un commencement d'hydronéphrose aiguë, par compression de l'uretère entre la colonne vertébrale et l'extrémité inférieure du rein. Landau 1881) pense qu'il s'agit d'une poussée congestive
consécutive à la coudure des vaisseaux du rein. Senator
et Lindner admettent la coudure de l'uretère, qu'Albarran
a pu constater en faisant une néphropexie en pleine crise.
Guyon a publié une observation de guérison d'étranglement rénal par la néphropexie.

Il s'agit, comme dans l'hydronéphrose intermittente,
d'une augmentation de tension brusque dans les reins.
Sinitzine (1891), étudiant un malade porteur d'une extro-
phie de la vessie, a pu, en pinçant l'orifice urétéral, provoquer sur le rein correspondant, de grandes crises douloureuses. Albarran, au cours d'un cathétérisme urétéral
permanent, a vu les mêmes accidents quand la sonde fonc-
tionnait mal et provoquait de la rétention.

Guyon et Albarran dans leurs travaux sur les rétentions rénales ont donné la même explication.

L'étranglement rénal est donc causé par une crise aiguë
de rétention.

II° HYDRONÉPHROSE INTERMITTENTE.

Des crises de douleur localisée au rein et irradiée, avec
augmentation du volume du rein, oligurie temporaire
(anurie quelquefois), suivie d'une grande débâcle urinaire
qui produit la disparition de la tuméfaction rénale et la
cessation des douleurs, voilà l'hydronéphrose intermittente ; cet accident n'est pas rare dans le rein mobile.

L'histoire des relations de l'hydronéphrose intermittente
avec le rein mobile et l'étude de sa pathogénie, remonte-
t-elle à Tulpius (1672) ? Elle me paraît mieux commencer
avec Gilewski (1865), Cole (1874), qui lui a donné le nom

d'hydronéphrose intermittente ; Morris (1876), Landau
surtout (1881-1888),qui a bien montré les rapports de l'hydronéphrose intermittente avec le rein mobile ; Newmann
(1888) et le travail de Terrier et Baudouin (1891) qui a été
le point de départ d'une série de travaux.

Au cours du rein mobile s'observent parfois de petits
degrés de rétention rénale qui se révèlent par le cathétérisme urétéral (Albarran, Michon et Pasteau) : un degré
de plus, et ce sera l'hydronéphrose intermittente. Il faut
savoir pourtant, Albarran l'a montré, que la congestion
seule du rein a pu provoquer de la douleur suivie d'une
abondante débâcle de polyurie qui n'était pas causée par
une vraie rétention aiguë d'urine dans le bassinet.

Tant qu'elle est intermittente, l'hydronéphrose du rein
mobile est une hydronéphrose ouverte dont la pathogénie
paraît s'expliquer de la manière suivante.

Le rein, quand il descend, cesse bientôt de rester vertical et transversal ; il subit, autour de son axe vertical,
un mouvement de torsion qui rend son bord externe convexe plus antérieur ; il subit en outre parfois de petits
déplacements : son pôle antérieur se place plus en avant
et se met en antéversion (Potain) ; l'antéversion se com-
bine avec de l'antéflexion (Walther), il peut se produire
de la rétroversion (Albarran), avec encore compression de
l'uretère par le bord inférieur du rein (Walther).

Ces petits déplacements sont beaucoup moins fréquents
que les grands déplacements ; dans ces derniers, le rein
continue sa descente en masse, mais il est bientôt forcé
par la tension de son pédicule vasculaire de se placer obliquement en bas et en dedans, puis transversalement ; son
extrémité supérieure se porte en dehors et en arrière, son
extrémité inférieure va en dedans et en avant.

L'uretère subit de ce fait des modifications qui fournissent la clé des phénomènes observés.

Dans les cas relativement récents on constate que l'uretère dans sa partie supérieure présente des courbures en

S, tantôt sur le même plan transversal, tantôt avec torsion, ou bien il présente une coudure plus ou moins nette,
qui peut quelquefois être provoquée par la flexion de
l'uretère sur une branche vasculaire. L'injection de liquide
par l'uretère (de la véssie vers le bassinet), permet de faire
pénétrer du liquide dans le bassinet, tandis que l'injection
faite en suivant le cours normal de l'urine (du bassinet
vers la vessie) ne passe pas. Le liquide est arrêté, mais si
l'on remonte le rein, la courbure se redresse, la torsion
ou la coudure s'efface et le liquide passe librement. Il
passe encore quelquefois quand la tension qu'on provoque dans le bassinet devient assez forte pour vaincre la
barrière urétérale.

Dans les hydronéphroses anciennes, les lésions sont
plus avancées : sur la paroi externe du sac hydronéphrotique on voit ou plutôt on sent un cordon mince, blan-
châtre, qui se confond dans une certaine étendue avec les
parois de la poche; c'est l'uretère. A l'ouverture du sac,
on trouve difficilement l'orifice urétéral : la poche se ter-
mine brusquement sur l'orifice urétéral qui présente une
valvule circulaire plus ou moins nette, paraissant secondaire à l'hydronéphrose (Tuffier, Fenger). L'abouchement
urétéral dans la cavité de la poche se fait bien plus haut
que le point déclive du bassinet et laisse au-dessous de
l'orifice d'évacuation une poche en cul-de-sac mort où
stagnent les liquides. Cette disposition n'est pas la plus
fréquente, mais fournit une indication opératoire spéciale
dans les interventions pratiquées pour les hydronéphroses.

Tant que la coudure, la courbure et la torsion sont
redressables, la guérison peut être obtenue simplement,
mais à la longue des brides fibreuses fixent ces déforma-
tions, les rendent définitives, les attachent à la colonne
vertébrale ou produisent l'oblitération complète de l'uretère, transformant l'hydronéphrose ouverte en hydronéphrose fermée. Celle-ci cesse d'être intermittente.

Dans l'autopsie qu'il a faite, Legueu a vu que l'uretère présentait des courbures et des coudures très mobiles, changeant de forme avec le niveau du rein et s'étendant sur 6 à 7 centimètres de l'uretère au-devant duquel passait l'extrémité inférieure du rein. Glantenay et Gosset avaient trouvé un uretère flexueux, mais pas fixé ; il n'y avait pas d'hydronéphrose. Fredet (1898) trouve un uretère décrivant une courbe à grand rayon dans sa partie supérieure, tordu, mais non coudé : l'extrémité inférieure du rein passait au-devant de l'uretère sans le soulever.

Le rein mobile est-il la cause de l'hydronéphrose ?

Fritz (1859) pense que le rein mobile est secondaire à l'hydronéphrose. Gilewski (1865) dit que le rein comprime l'uretère. Eger commence à rapprocher les deux lésions. Landau (1881) insiste beaucoup sur les relations de l'hydronéphrose intermittente et du rein mobile : le rein mobile est la vraie cause de l'hydronéphrose intermittente ; les expériences de Krakauer lui donnent raison. Newmann (1888) partage l'opinion de Landau. Simon et Hanseman pensent que le rein mobile est secondaire à l'hydronéphrose, tandis que Terrier et Baudouin (1891) adoptent les idées de Landau.

Après les expériences probantes de Krakauer (1880), Tuffier (1891 puis 1894) provoque sur des chiens des déplacements du rein qu'il fixe en ectopie ou même qu'il laisse simplement mobile ; il réussit ainsi à produire de l'hydronéphrose que la remise en place normale du rein fait disparaître. La pathogénie de l'hydronéphrose est alors la suivante. La mobilisation du rein donne lieu à une courbure de l'uretère, d'où élévation de tension du bassinet et diminution de l'excrétion urinaire, puis la distension produit de la coudure de l'uretère au niveau du passage des vaisseaux. Ces accidents peuvent d'ailleurs se produire d'emblée dans les luxations traumatiques du rein. La coudure est d'abord mobile, ne se produit que dans certaines positions du rein et peut se redresser par le retour du rein à sa place normale, ou par un excès de tension dans la poche du rein qui arrive à triompher de l'obstacle ; plus tard la coudure peut se fixer par des brides ou des tractus celluleux.

Albarran et Legueu (1892) montrent que l'hydronéphrose ouverte acquiert un volume plus considérable. Sur l'extrémité supérieure de l'uretère se produit une courbure à disposition typique, c'est une inflexion en S (italique) avec flexion et torsion ; à la longue, le tissu conjonctif péri-urétéral se condense et fixe les anses urétérales au bassinet. Il n'y a pas de corrélation entre le degré de flexion de l'uretère et celui de l'abaissement du rein. Primitivement, la coudure n'est pas oblitérante, elle le devient si l'uretère est fixé par une cause quelconque, mais pour que l'on puisse dire qu'elle est la cause de l'hydronéphrose il faut que la portion coudée ne soit pas dilatée.

Israël ne croit guère que l'hydronéphrose intermittente soit causée par le rein mobile ; il admet le mécanisme de la torsion urétérale et de la formation d'une valvule par insertion angulaire sur le bassinet.

Navarro (1893-94), par ses expériences sur le chien, cherche à montrer que la mobilité du rein est bien la cause de l'hydronéphrose et l'explique ainsi. Le rein bascule, devient horizontal, son extrémité inférieure soulève l'uretère, le coude, le comprime, d'où le siège constant de la coudure urétérale au niveau du pôle inférieur du rein, et la courbe à grand rayon de la partie supérieure de l'uretère. Mais il faut une autre cause adjuvante ; il faut que l'uretère adhère au rein par des brides celluleuses, car si l'uretère est libre, le rein passe au-devant de lui et ne le comprime pas : ce qui arrive d'ailleurs le plus souvent (Legueu-Fredet).

Legueu (1896) insiste sur la nécessité d'une fixation préalable de l'uretère pour la production de l'hydronéphrose.

Albarran reconnaît au rein mobile une bonne part dans

la pathogénie de l'hydronéphrose intermittente, mais croit qu'on a trop voulu faire dépendre celle-ci de la néphroptose, car elle se voit dans beaucoup d'autres affections des reins.

Hildebrand et Haga (1899) ont fait des expériences sur des lapins. Sur 6 animaux, ils ont passé un fil sous l'uretère, provoqué une coudure urétérale et obtenu l'hydronéphrose ; sur 6 autres animaux, ils ont simplement mobilisé le rein sans fixer l'uretère et ont eu des résultats négatifs. Donc la mobilité du rein ne suffit pas et si Tuffier, disent-ils, a obtenu de l'hydronéphrose dans ses expériences, c'est que, lors du déplacement, il s'était créé une coudure urétérale. Sur 3 lapins, Hildebrand et Haga provoquèrent une double torsion urétérale qui persista sur 2 lapins et disparut sur le troisième, sans qu'aucun d'eux n'ait eu d'hydronéphrose.

La question n'est donc pas tranchée au point de vue expérimental : il semble qu'elle le soit mieux au point de vue clinique. Depuis que Guyon a publié le premier cas de guérison par la néphropexie, d'autres exemples s'y sont ajoutés ; en outre, le cathétérisme urétéral a permis à Albarran, Michon et Pasteau, et d'autres, de vérifier l'existence de crises de rétention temporaire au cours du rein mobile.

L'hydronéphrose intermittente, au cours du rein mobile, est une des indications opératoires principales du traitement de cette affection.

DEUXIÈME PARTIE

Indications opératoires

CHAPITRE IV.

Interventions chirurgicales dans le rein mobile.

L'histoire de l'intervention chirurgicale dans le rein mobile commence avec Keppler (1879), qui, le premier, fit une néphrectomie pour combattre les accidents douloureux d'un rein mobile. La gravité de cette opération, à cette époque surtout, ne la fit pas souvent renouveler.

En 1881, Hahn fit la première néphrorrhaphie ; bien qu'imparfaite encore (procédé capsulaire) ; celle-ci fit entrer dans sa véritable voie le traitement chirurgical du rein mobile ; Hahn, tout en croyant la néphrorrhaphie inoffensive, la réserve aux cas dans lesquels les moyens habituels ont échoué. Landau (1882) la croit inefficace et dangereuse en fixant le rein dans une position anormale. L'opération devait se préciser plus tard avec les modifications de Duret, Tuffier, Guyon.

En 1884, Ceccherelli (de Parme) publie un cas personnel de mort opératoire, mais relève 8 autres cas d'opérations suivies de guérison (cas de Hahn, Küster, Esmarch, Bassini, Weir, Newmann).

En 1886, au Congrès français de chirurgie, Polaillon propose encore la néphrectomie, mais Péan, Segond, Le Dentu, la réservent pour les cas où la néphrorrhaphie aurait échoué.

Lindner (1888) opte pour le traitement par les bandages ; dans les cas d'insuccès de celui-ci, il préfère la néphrectomie (dont il relève pourtant 36 cas avec 6 décès), à la néphrorrhapie (qui sur 29 cas ne donne que 1 décès) qui ne lui inspire pas confiance. Nichaus (de Berne) (1888) n'admet aussi que les bandages.

Le Cuziat, élève de Tuffier (1889), relève 31 néphrectomies avec 9 morts (29 %) et 22 néphrorrhaphies avec 1 mort (le cas de Ceccherelli).

Frank (1889) insiste sur les bons résultats de la néphrorrhaphie et cite 20 opérations de Hahn sur 17 malades et 34 opérations d'autres auteurs : il prescrit au malade 6 semaines de décubitus dorsal.

Le Dentu (1889), qui propose, après Terrier, le nom de néphropexie, classe les reins mobiles en 3 séries : 1° ceux qu'il ne faut jamais opérer, car ils ne donnent pas de symptômes fâcheux ; 2°) ceux qu'on peut opérer, car ils créent au malade une situation intolérable, sans menacer la vie, dans ce cas proposer au malade la néphropexie et, en cas d'échec de celle-ci, la néphrectomie ; 3°) ceux où l'indication dépend des circonstances ou des complications (pyonéphrose, hydronéphrose, kyste, tuberculose, cancer), il faut alors se comporter comme pour un rein qui ne serait pas mobile.

Guyon (1889) préfère la néphropexie, pour laquelle il établit un procédé spécial, à la néphrectomie qu'on réservera aux échecs de la première.

Keen (1890) trouve 20 à 30 % de mort dans la néphrectomie et seulement 2 % dans la néphrorrhaphie.

Mac Cosh (1890) a opéré 3 malades dont 1 deux fois : il est partisan de la néphropexie sans décortication.

Tuffier (1890) croit que les reins flottants doivent d'abord être traités par les appareils prothétiques : en cas d'échec de ceux-ci, faire la néphrorrhaphie, et, en cas de nouvel échec, la néphrectomie. En 1891, il recommande de n'opérer que les reins mobiles simples, non compliqués. Le rein mobile simple, luxation à réduire, est le triomphe de la néphropexie qui échoue là où le rein n'est qu'un épisode d'une ptose généralisée. Il publie à cette date 14 néphror-

rhaphies avec 1 mort par tétanos, 13 guérisons, dont, sur
10 cas éloignés, il note 9 guérisons définitives et complètes
et l'insuccès même après une seconde opération. En 1893,
il publie 37 fixations du rein, confirme sa première opinion
et reconnaît les bons résultats de la néphrorrhaphie dans
l'hydronéphrose intermittente et l'étranglement rénal. En
1899, dans son article de la 2ᵉ édition du « Traité de chirurgie » de Duplay et Reclus, il croit que l'intervention est rarement indiquée, même quand elle est réclamée par le malade. Dans les accidents aigus (congestion, étranglement,
hydronéphrose intermittente), il faut réduire l'organe par
le décubitus, calmer la douleur, mettre un bandage et n'o-
pérer que le moins possible. Dans les accidents chroniques
on pourra faire la néphrorrhaphie à froid. L'opération est
bénigne. Tuffier rassemble 175 opérations avec 168 guérisons, 8 morts, 1 résultat inconnu, ce qui fait 4,54 % de
mortalité. Les résultats immédiats sont excellents (5 % d'é-
checs) et les résultats éloignés ont donné sur 163 cas, 20
insuccès, 8 améliorations temporaires, 24 améliorations sa-
tisfaisantes, 25 améliorations persistantes, 86 guérisons
absolues (53 %). Le rein est cependant fixé un peu au-dessous de sa place normale (pour éviter de perforer le diaphragme), mais il n'est plus mobile : l'opération, suppri-
mant la mobilité, calme les phénomènes congestifs et par
suite la douleur, qui est l'indication opératoire principale
de la néphropexie. Tuffier la réserve de plus en plus aux
reins mobiles douloureux et à l'hydronéphrose intermittente avec couture réductible. Sur les 60 dernières opérations, il n'y a pas de décès.

Sulzer (1891) relève 37 néphrectomies avec 10 morts,
1 insuccès, 26 guérisons, et 80 néphrorrhaphies avec 2
morts, 4 cas douteux, 21 récidives, 45 guérisons ; il conseille de commencer par le traitement orthopédique (bandages) ; en cas d'échec, faire la néphrorrhaphie lombaire,
et en cas de plusieurs récidives ou de dégénérescence du
rein, faire la néphrectomie.

Stiller (1892) s'oppose à la néphrorrhaphie, à laquelle il préfère le bandage.

Tillmans (1892) sur 16 néphrorrhaphies a pu en suivre 12, dont 6 très bien guéries, 4 pouvant être considérées comme telles, 2 en récidives au bout de 6 mois (1 néphrectomie fut nécessaire).

C. Neumann (1892, Berlin) réunit 283 néphrorrhaphies avec 65,32 % de guérisons, 10,36 % d'améliorations 22,07 % d'échecs, 1,82 % de morts. Dans tous les cas, même quand le traitement palliatif peut avoir quelques succès, il conseille la néphrorrhaphie, qu'on renouvellera en cas d'un premier échec, et qu'on remplacera par la néphrectomie en cas de nouvel échec. Dans l'hydronéphrose intermittente, faire la néphrotomie avec fixation du rein ; dans les dégénérescences du rein ou les fixations anormales par adhérence, faire la néphrectomie.

Legueu (1894) rappelle que la fixation du rein n'est pas synonyme de guérison. Dans le rein mobile simple, essayer le bandage ; s'il échoue, faire la néphropexie, même si la lésion est bilatérale — la refaire en cas de récidive — ; après quoi, si les accidents se reproduisent, on tentera la néphrectomie. Dans le rein mobile compliqué, ne faire la néphropexie qu'après les plus expresses réserves. Dans l'étranglement ou l'hydronéphrose intermittente, faire la réduction, au besoin la néphropexie d'urgence ou mieux à froid. La néphrostomie et la néphrectomie pourront s'imposer suivant les cas.

Lafourcade (1895) publie 14 néphropexies avec 13 guérisons et 1 mort ; il refuse d'opérer quand il y a ptose d'autres organes ou des varices.

Guyon (Leçons, *passim*) insiste sur les conditions qui tiennent à l'état de l'abdomen, à l'état général, à l'état nerveux : il réserve l'opération aux cas où les accidents sont nettement dépendants de la mobilité du rein.

Tricomi (1894-96), après 32 opérations, dont 23 pour reins mobiles douloureux et 7 avec troubles dyspeptiques, conseille une ceinture élastique avec coussins à air pour les cas bénins et, dans les cas plus intenses, la néphropexie dont il loue les bons résultats.

Albarran (1893-95-96-98), dans l'étranglement rénal, conseille le taxis en position de Trendelenburg, et la néphropexie en cas d'échec ou de récidive ; dans un cas que l'opération guérit, il trouva le rein en rétroversion. Il insiste sur la nécessité de bien fixer tout le rein pour éviter les accidents de bascule en antéversion on en antéflexion, comme Walther en a observé chez une malade d'abord opérée par Segond (1893-94) et où se produisit ensuite de l'antéversion et de l'antéflexion. Albarran, dès 1895, devient de plus en plus partisan de l'opération, dont il publie déjà 23 cas en 1896.

Jonnesco (1897) est partisan de la néphropexie, pour laquelle il décrit un procédé avec fils temporaires.

Otto Engström (1897-98) n'opère que quand les troubles sont graves.

Forgue (1898) pense que l'opération est commandée par les douleurs, les phénomènes nerveux ou digestifs ou bien l'hydronéphrose intermittente ; l'état général peut contre-indiquer l'opération. Il reconnaît que la vraie cause des accidents est quelquefois la névropathie, l'entéroptose ou des lésions génitales.

Israël (1898), peu partisan de la néphropexie, ne l'a faite que 6 fois, dont 2 fois à la demande expresse des maladies : il la réserve aux reins mobiles qui ont des douleurs rénales caractéristiques, des prodromes de l'hydroné-phrose intermittente ou qui ont des douleurs permanentes. Pour les autres, il préfère les bandages, ceintures, et le traitement symptomatique.

Edwin-Lewis (1898) recommande le traitement chirur-gical : néphropexie, sauf si les lésions anatomiques exigent la néphrectomie.

Guido-von Török (1899) réserve l'opération aux cas donnant des troubles fonctionnels graves : il note deux résultats éloignés parfaits.

Bazy (1896-1899-1901), dans un cas de grande atonie de l'abdomen avec prolapsus, a guéri sa malade par la rectococcypexie ; la rentrée et la contention dans la cavité pelvienne de cet énorme prolapsus du rectum a suffi à guérir le rein mobile ; guérison qui s'est maintenue. Il proscrit les ceintures diverses avec pelote passant par le milieu du corps, et recommande la ceinture-sangle de Glénard ; en cas d'insuccès, il conseille l'intervention, dont l'indication principale est la douleur, surtout dans la station debout et la marche, que ne calme pas la ceinture. Quand aussi on est en face de malades atteints de cachexie néphroptosique, comme Bazy l'appelle, si l'on peut percevoir l'influence particulière du rein mobile, il faut opérer en sachant que l'amélioration et la guérison pourront quelquefois ne se produire que quelques mois après l'opération.

Pasteau (1899) rapporte 1 cas d'hématurie de rein mobile guérie par la néphropexie et Legueu et Malherbe (1899) en mentionnent 6 (Guyon, Neumann, Israël, Albarran).

Albarran (1899), dans son article du « Traité de chirurgie » de Le Dentu et Delbet, se montre très partisan de l'opération. Même dans les cas où le bandage amène du soulagement, il conseille de proposer au malade la cure radicale, comme on le fait pour les hernies intestinales. En effet, la néphropexie est une opération bénigne : 374 cas ont donné 7 morts dans les quatre mois, dont 4 seulement sont des morts opératoires, qui 3 fois ont tenu à des complications infectieuses que peut-être on eût pu éviter. Le rein mobile, pour lui, est une maladie grave, moins pourtant que L. Tait ne le prétend ; il peut provoquer des accidents, albuminurie 14 % (Schilling), étranglement, hydronéphrose, pyonéphrose, etc.

Albarran admet des contre-indications.

Suivant l'état général ou les symptômes, il observe que

si les formes douloureuses guérissent dans 88 % des cas, les troubles digestifs sont moins souvent améliorés, et les formes névropathiques fournissent des cas moins bons avec 50 % de guérisons, 36 % d'échecs et 14 % d'améliorations simples. Dans ces formes névropathiques, l'opération peut même être nuisible, exagérant les symptômes ou créant une névrose (3 cas de Tillmanns, 1 cas de Stonham); aussi dans ces formes, Albarran conseille de n'opérer qu'après échec du traitement orthopédique ; il le conseille aussi dans l'entéroptose. Dans les formes douloureuses au contraire, même après les bons résultats des appareils orthopédiques, il propose la néphropexie. Quant aux complications qui peuvent frapper le rein, il les traite comme pour un rein non mobile.

Godart-Danhieux et Verhoogen (1894) conseillent la néphrorrhaphie, surtout dans les cas réellement mobiles que le bandage ne saurait maintenir (Verhoogen 1899) constituant même une infirmité de plus (Stiénon, Gallet) ; Depage, au contraire, s'en tient au bandage.

Rochet (1900) reconnaît que par elle-même (1 à 3 % de mortalité) la néphropexie n'est pas grave ; mais ses résultats éloignés sont plus douteux et il faut être réservé dans les promesses faites au malade. Il considère qu'il faut traiter chirurgicalement les reins mobiles douloureux, où le traitement orthopédique a échoué, pour éviter la neurasthénie et le marasme, ceux avec hydronéphrose intermittente, ceux avec compression grave sur l'intestin et les voies biliaires, ceux qui sont infectés ou dégénérés ; sans croire que la bilatéralité soit une contre-indication. Mais il faut se rappeler qu'après une néphropexie on peut avoir des résultats infidèles, des récidives fréquentes, la continuation des accidents, même quand le rein est bien fixé, une amélioration simplement temporaire par suggestion opératoire, enfin des échecs avec des parois peu solides. L'intervention peut être urgente dans une crise d'hydronéphrose intermittente menaçante, ou nécessaire dans l'hy-

dronéphose intermittente à répétition, ou dans les autres
lésions du rein.

Biondi (de Sienne),1900, publie 13 guérisons complètes,
et se déclare partisan de la néphropexie, pour laquelle il
conseille un procédé spécial.

Chapitre V

Indications opératoires suivant les formes du rein mobile.

Le rein mobile est souvent silencieux et ne provoque
aucun accident : par hasard, à l'occasion d'une exploration abdominale, on en fait la découverte : la malade
n'en a jamais souffert. Il est inutile de traiter cet état qui
ne donne aucune gêne.

Les reins mobiles qui forcent les malades à consulter le
médecin se traduisent par divers symptômes qui les ont
fait classer pour la commodité de la description, en trois
catégories d'après la prédominance des symptômes : *a*) reins
mobiles douloureux, les plus fréquents ; *b*) reins mobiles névropathiques ou neurasthéniques ; *e*) reins mobiles dyspeptiques.

Ces trois ordres de symptômes : douleurs, troubles nerveux, troubles digestifs, sont souvent associés, mais l'un
d'eux prédomine souvent assez pour qu'il soit légitime de
conserver cette division.

On divise encore pour les indications opératoires les reins
mobiles en reins mobiles simples, dans lesquels la douleur
ou les accidents sont purement rénaux ou s'accompagnent
de troubles insignifiants des autres organes, et en reins
mobiles compliqués, où des troubles d'autres organes, par-
ticulièrement de l'appareil digestif (splanchnoptoses, etc.
et aussi du système nerveux compliquent le tableau et n'y

laissent plus au rein mobile lui-même qu'une place restreinte, ces derniers sont très rarement opérés.

Examinons d'un peu plus près chacune de ces formes avec les indications qu'elle nous peut fournir.

1° Forme dyspeptique du rein mobile.

Les troubles digestifs du rein mobile peuvent être de trois variétés (Albarran).

1° Des troubles purement mécaniques, rares, comme l'obstruction intestinale par compression provoquée par le rein (Kide, Gilford), l'ictère apparaissant avec la néphroptose et disparaissant avec elle (Hale, White, Albarran), la lithiase biliaire par compression du cholédoque (Cordier), peut être simple coïncidence (Reymond) enfin la compression ou le tiraillement du duodénum avec dilatation de l'estomac.

L'obstruction et l'ictère sont des indications opératoires précises ; si le diagnostic de la cause a été posé, on fera la néphropexie, sinon on fera d'abord la laparotomie pour lever l'obstacle, et ultérieurement la fixation du rein.

2° Des troubles nerveux de l'appareil digestif, très fréquents : dyspepsie atonique, constipation, dilatation de l'estomac par atonie réflexe, gastralgie, hyperchlorhydrie, vomissements.

3° Des troubles dus à l'entéroptose concomitante. Dans cette forme que Glénard a surtout étudiée, le tableau de l'entéroptose est au complet : le rein mobile n'y a qu'une place peu importante. La néphroptose n'est qu'un épiphénomène de l'entéroptose. C'est ici l'un des types les plus nets du rein mobile compliqué dans lequel l'intervention chirurgicale sur le rein est généralement rejetée.

Même dans ces formes, il faut pourtant distinguer un certain nombre de cas où un examen prolongé permet de reconnaître que la néphroptose a une part propre dans la genèse ou l'entretien des accidents. Bazy a montré, dans son mémoire sur la cachexie néphroptosique, que dans quelques cas l'opération était utile : la guérison ne se produit pas immédiatement après l'opération, elle tarde même au point de laisser croire à un échec, mais les observations de Bazy montrent que cette guérison se produit néanmoins. Des opérations pratiquées pour remédier à une ptose digestive ont pu aussi améliorer des reins mobiles, comme Bazy l'a fait dans un cas de rein mobile compliqué d'un grand prolapsus du rectum qu'il guérit par la rectococcypexie.

D'une façon générale, les troubles digestifs sont moins souvent que la douleur guéris par une opération : il ne faut se résoudre à celle-ci qu'après échec du traitement orthopédique, et qu'après avoir reconnu que le traitement médical de la dyspepsie, aidé de la ceinture de Glénard ou de Guyon, n'a pas donné de résultats ; s'il semble bien prouvé que le déplacement du rein provoque ou exagère une partie des symptômes, on pourra faire la néphropexie, en ne négligeant pas de faire continuer ultérieurement le traitement médical de la dyspepsie et le port de la ceinture de Glénard. Celle-ci ne s'adresse qu'à la dislocation générale de l'abdomen ; elle ne vise pas spécialement le déplacement du rein et remédie surtout à l'entéroptose.

II° Forme neurasthénique du rein mobile.

C'est la plus mauvaise forme au point du vue des résultats opératoires. La néphropexie donne à peu près la moitié d'insuccès avec 50 % de guérison, 36 % d'échecs complets, 14 % d'amélioration simple.

a) Les accidents sont du *nervosisme* : irritabilité, névralgies, palpitation, qu'on peut souvent confondre avec ceux des affections de l'appareil génital interne, dont le chapitre pathogénie nous a montré les relations avec le rein mobile : il faudra explorer l'utérus et les annexes avant de conclure au rôle de la néphroptose.

b) Les accidents nerveux peuvent être plus graves et prendre les allures de la *neurasthénie* et de l'*hystérie*. Au milieu des stigmates de la neurasthénie et de l'hystérie, on peut méconnaître un rein mobile et son rôle pathogénique. Potain et Bychoffski ont montré que l'hystérie peut se développer à la suite de coliques néphrétiques ; beaucoup des accidents du rein mobile ne sont que l'expression d'une colique néphrétique par obstacle à l'écoulement de l'urine dans l'uretère. Albarran croit, en outre, que les crises du rein mobile jouent le rôle de traumatismes internes provoquant des accidents d'hystéro-traumatisme. Il ne faut pas perdre de vue que ces accidents ont besoin d'un terrain prédisposé pour éclater ; la conception d'Albarran, qui fait du rein mobile un stigmate de dégénérescence dans un grand nombre de cas, s'accorde bien avec la théorie de la Salpêtrière sur l'hystéro-traumatisme.

Il faut distinguer deux catégories. Dans l'une, les accidents nerveux sont antérieurs au rein mobile, mais ils s'aggravent du fait de la néphroptose ; dans l'autre, ils sont consécutifs au déplacement rénal (Shifler, Marfan, Albarran).

Les résultats opératoires sont incertains, comme dans l'hystéro-traumatisme sont variables les suites d'un accident : la névrose pouvant disparaître avec sa cause occasionnelle, comme elle peut persister après elle et à cet égard on est à peu près dans l'inconnu.

Smith, cité par Brodeur (1886), relate une observation intéressante à ce point de vue : il s'agit d'une femme atteinte d'ectopie rénale, et qu'on dut enfermer deux ans dans un asile d'aliénés ; on essaya en vain de fixer son rein par le passage d'un séton, et on la guérit complètement de ses troubles nerveux par la néphrectomie.

L'acte opératoire peut encore être nuisible à ces malades et devenir la cause immédiate d'accidents graves du système nerveux ; la question des psychoses post-opératoires, que Picqué a si bien étudiées, nous les explique en partie.

Il convient donc, dans les formes neurasthéniques du rein mobile, de chercher à traiter la malade par les moyens médicaux et orthopédiques, avec patience et persévérance, de n'opérer qu'en cas d'échec et de faire les réserves les plus expresses sur les résultats curatifs.

III° FORME DOULOUREUSE DU REIN MOBILE.

La forme douloureuse du rein mobile, quand elle s'accompagne de peu de troubles digestifs et nerveux est la plus satisfaisante au point de vue chirurgical.

La douleur symptôme le plus fréquent du rein mobile varie depuis une simple gêne jusqu'à une douleur permanente et violente obligeant le malade à garder le repos au lit ; elle s'explique bien par la mobilité du rein, malgré qu'il n'y ait aucune relation entre le degré de mobilité du rein et la richesse des symptômes accusés par les malades (Guyon). Cette douleur se produit à l'occasion d'un changement de position, d'un effort, d'une fatigue.

Le tiraillement des plexus nerveux du rein et par contre-coup des plexus voisins peut l'expliquer, mais il s'ajoute fréquemment des crises douloureuses variables d'intensité et de durée, depuis la colique néphrétique jusqu'à l'étranglement rénal, avec tout son cortège alarmant qui peut même conduire à la mort (Cordier) ; ce sont encore les crises douloureuses de l'hydronéphrose intermittente. Nous avons vu quelle était la pathogénie de ces rétentions rénales, partielles, aiguës, passagères ou intermittentes, et celle des petits déplacements du rein (Walther, Albarran), source importante d'indications opératoires.

La néphropexie dans ces formes douloureuses donne jusqu'à 88 % de guérisons : elle supprime nettement la mobilité du rein et la douleur qui en dépendait.

Il faut d'abord bien localiser au rein la douleur, et par

un diagnostic précis en écarter les autres causes : névralgie, coliques hépatiques, maladies du tube digestif, du système nerveux. L'exploration du rein par les procédés de Guyon, Glénard, Israël, aidée au besoin de la phonendoscopie, éliminera le lobe flottant du foie, l'hépatoptose, la splénoptose, les affections de la vésicule biliaire, les kystes hydatiques du foie, les kystes de l'ovaire, les tumeurs du pancréas et du mésentère.

On écartera les autres affections douloureuses du rein, la lithiase surtout, qui peut, elle aussi, provoquer des crises d'hydronéphrose intermittente ; les commémoratifs et la constatation directe de la lithiase feront le diagnostic.

La mobilité du rein ne sera pas, en elle-même, une indication opératoire ; on sait qu'elle n'a pas de rapports immédiats avec les symptômes. Neumann conseillait d'opérer tous les reins à grands déplacements, or un bon nombre de reins très mobiles sont indolores, tandis que des reins peu mobiles sont très douloureux, comme le sont les petits déplacements partiels du rein.

Il faut encore éliminer toutes les causes générales de douleurs (neurasthénie et hystérie) comme chez les grandes douloureuses (Guyon), où tout l'organisme est douloureux plus que le rein.

Le changement d'attitude, la station verticale, la marche, l'effort, la fatigue, provoquent la douleur ou les crises douloureuses, que calment au contraire, le repos, surtout le repos au lit dans des attitudes que le malade connaît mieux que personne, aidant à la réduction spontanée ou manuelle, sans parler des crises nettes d'hydronéphrose intermittente. Dans ces conditions, la néphroptose semble bien la cause efficiente des douleurs ; l'opportunité de l'opération peut se discuter.

Ses résultats sont favorables ; là-dessus, tous les auteurs sont d'accord.

Mais le but qu'on cherche par la néphrorrhaphie, c'est-à-dire l'immobilisation du rein, ne peut-il pas être obtenu à moins de frais ? Sans parler du massage (Kumpf, Mlle Rosenthal), le traitement orthopédique est souvent mis en parallèle avec le traitement chirurgical. Les ceintures s'adressent directement ou indirectement au rein. Les unes (bandages de Leiter, de Guyon) sont de vrais bandages herniaires ; les autres, ceintures avec pelote de Glénard, pelote sous le corset, sont plus simples, elles tendent toutes à contenir le rein après sa réduction.

Les auteurs conseillent presque tous d'essayer le traitement orthopédique avant d'en arriver à l'opération. Albarran va plus loin : même lorsque le bandage réussit à fixer le rein, il expose au malade la situation que lui crée le port d'une ceinture à vie et les avantages que lui donnera la néphropexie. Il se comporte comme dans la cure radicale des hernies, et sauf les contre-indications tenant à l'état du tube digestif, du système nerveux, à l'état général, ou à des incidents particuliers, il propose la cure radicale de la néphroptose, surtout dans la forme douloureuse, laissant d'ailleurs le malade libre de choisir lui-même entre le port continuel d'une ceinture ou l'opération.

La néphropexie, en effet, n'est pas une opération grave ; mieux encore que les statistiques globales, le démontrent les statistiques personnelles des chirurgiens qui ont la grande habitude de cette opération. Les statistiques de Tuffier, Albarran, Rochet, les ont amenés à une mortalité de 1 à 3 0/0, que l'on peut réduire à 1 0/0 si on enlève les causes de mort indépendantes de l'opération, et à une proportion moindre encore si on retranche les accidents infectieux qui auraient pu être évités. Tuffier, Albarran, n'ont d'ailleurs observé aucune mort dans les longues séries de leurs dernières opérations. La néphropexie est une opération bénigne, est facile à exécuter, avec le procédé en échelon de Guyon, celui en hamac de Bazy, celui de Tuffier, ou celui d'Albarran.

Mais le rein mobile est-il une affection aussi grave que

semble le dire Albarran ? Schilling a bien noté 14 0/0 d'albuminurie ; cette proportion paraîtra excessive, si l'on tient compte de la grande fréquence des reins mobiles à peu près silencieux; l'hématurie qui, par sa répétition devient une indication opératoire précise, est rare, les complications d'étranglement rénal et d'hydronéphrose intermittente sont plus fréquentes, mais, si elles donnent lieu à des indications précises, il conviendra peut-être d'attendre leur apparition, pour décider, sans discussion cette fois, une opération.

De sorte que dans le rein mobile douloureux ne s'accompagnant pas de complications spéciales, je me rangerai à l'avis de la majorité des chirurgiens qui préfèrent essayer du traitement orthopédique et si ce traitement réussit, conseillent de s'abstenir d'une opération.

Il faut encore tenir compte de l'état social des malades : s'il s'agit d'hommes ou de femmes exposés à des travaux pénibles, ayant de grandes manifestations douloureuses, l'opération sera préférable ; s'il s'agit au contraire de personnes pouvant se ménager, le bandage sera le plus souvent suffisant.

En cas d'échec du bandage ou de la ceinture, la néphropexie reprend tous ses droits.

IV° REINS MOBILES AVEC COMPLICATIONS PORTANT SUR LE REIN LUI-MÊME.

Lorsque le rein mobile s'accompagne de symptômes nouveaux, hématurie, pyurie, des indications plus précises se présentent.

L'hématurie, rare il est vrai, a été guérie par la néphropexie, cas de Guyon, Neumann, Israël, Albarran, Pasteau.

La pyélonéphrite et la pyonéphrose peuvent devenir une indication opératoire, mais leur traitement est le même que dans les cas où le rein n'est pas mobile. Les complications que donnent les indications opératoires les plus

nettes sont l'étranglement rénal et l'hydronéphrose intermittente, comme nous le verrons dans le chapitre suivant.

Les dégénérescences du rein (tumeurs), la lithiase du
rein, seront traitées comme elles le seraient si le rein n'é-
tait pas mobile.

Chapitre VI.

Indications opératoires dans l'hydronéphrose intermittente du rein mobile.

1° Intervention chirurgicale dans l'hydronéphrose intermittente du rein mobile.

L'hydronéphrose intermittente est une indication opératoire importante dans le rein mobile.

Landau (1881) après 4 ponctions fit la néphrotomie dans
la première observation d'hydronéphrose intermittente du
rein mobile ; il parle du cathétérisme urétéral par les voies
naturelles, mais le trouve trop difficile et peut être inefficace.
En 1888, il déconseille la néphrectomie à laquelle il préfère
la néphrostomie, la pyélostomie ou la néphrorrhaphie.

Le Dentu (1889) conseillerait plutôt la néphrectomie.

Guyon (1889) publie un cas de guérison par la néphropexie.

Terrier et Baudouin (1891) disent que si la lésion n'est
pas trop avancée on peut, comme Guyon l'a obtenue, ten-
ter la guérison par la simple néphropexie, surtout si l'hydronéphrose se vide facilement et totalement quand le rein
est remis en place (sauf s'il y a infection avancée de la poche). Ils conseillent d'opérer dans l'intervalle des crises,
pour mettre le malade dans les meilleures conditions de
résistance et d'asepsie rénale ; il ne faut opérer en pleine
crise que dans le cas d'accidents immédiatement menaçants. La néphrectomie peut s'imposer parfois ; elle est

préférable si l'hydronéphrose est devenue hydronéphrose fermée et si elle est unilatérale, car si les lésions sont doubles, il faut s'en tenir à la néphrostomie.

Albarran et Legueu (1892) insistent déjà sur la valeur secrétoire des poches d'hydronéphrose ouverte.

Tuffier (1894 et 1896) pense que la ponction peut rendre service dans l'hydronéphrose volumineuse : l'opération de choix est la néphrorrhaphie au cours de laquelle on veillera à bien placer les fils inférieurs pour bien redresser le rein. La néphrectomie sera préférée dans les cas de poches trop volumineuses avec uretère imperméable, ou quand les opérations autoplastiques qui sont meilleures ne sont pas possibles. Il conseille d'opérer à froid dans l'intervalle des crises.

G. Marchant, à la Société de chirurgie (1893), publie 2 cas guéris l'un par néphrostomie avec néphrorrhaphie et l'autre par néphrectomie. Les auteurs qui prennent part à la discussion paraissent pencher pour la néphrectomie.

Bazy (1893) commence en France les opérations autoplastiques ; il présente en 1896 sa seconde à l'Académie de médecine, rappelant les travaux faits à l'étranger par Küster (1892), Trendelenburg, Arlsberg, Fenger (de Chicago) (1893), Cramer (1894), Enderlen.

Legueu (1895) trouve que dans l'hydronéphrose intermittente du rein mobile l'opération de choix, au début, est la néphropexie : plus tard, s'il y a récidive, infection ou un rein altéré profondément ou immobilisé, on préférera la néphrectomie. Il persiste dans ses conclusions en 1896.

Albarran (1896) conseille la néphrotomie avec cathétérisme urétéral et la néphrorrhaphie.

Guyon et Albarran (1897) démontrent la valeur physiologique des poches de rétention rénale et l'intérêt de leur conservation. En 1898, ils conseillent dans les uronéphroses la néphrostomie, le cathétérisme urétéral, la néphrorrhaphie et les opérations autoplastiques (urétéropyélonéostomie, urétérotomie). La valeur sécrétoire des poches uronéphrotiques en apparence inutiles et détruites, se vérifie quand un malade déjà néphrectomisé d'un côté, vit avec une poche néphrostomisée de l'autre. Ils insistent sur la valeur diagnostique du cathétérisme urétéral qui permettra de juger la valeur des 2 reins et d'épargner au malade une néphrectomie fatale.

Pawlik (1897) rappelle ses travaux sur le cathétérisme urétéral et une observation de 1884 d'une malade guérie par lui d'hydronéphrose intermittente par le port d'un ban dage contentif et le cathétérisme répété de l'uretère : il relate 2 autres cas en 1896-1897. Kelly (1897) propose aussi son mode de cathétérisme urétéral. Albarran publie ses travaux sur le cathétérisme cystoscopique des uretères (1897), dont Imbert dans sa thèse (1898) expose toute la valeur.

Cramer (1897) guérit son malade par une néphropexie et une urétéropyéloplastie.

Israël (1898) croit que la néphropexie est indiquée au début des symptômes des rétentions du rein mobile, mais seulement lorsque le bassinet a de l'élasticité encore assez pour redevenir normal, sans quoi on n'aurait fait disparaître que les douleurs et l'hydronéphrose continuerait. Quand il y a beaucoup de déplacement avec un uretère fixé, il faut choisir entre la néphrotomie et la néphrectomie en se basant sur l'ancienneté de la maladie et la valeur des deux reins, et aussi sur la possibilité de rétablir la perméabilité de l'uretère.

Duret (1899) fait la néphropexie quand l'hydronéphrose est récente et nettement en relations avec le rein mobile.

Tuffier (1899) vérifie l'uretère par le cathétérisme urétéral : si la coudure urétérale est réductible, il fait la néphrorrhaphie ; si cette coudure est réductible, il fait une opération autoplastique et, en cas d'impossibilité de celle-ci, la néphrectomie.

Albarran (1899) essaie d'abord le cathétérisme urétéral ; il fait la néphropexie, avant laquelle il place par les voies naturelles une sonde dans l'uretère pour pouvoir vérifier, au cours de l'opération, les rapports de l'uretère et du bassinet ; suivant ce qu'il trouve alors, il se limite à la néphropexie ou bien la complète par une opération autoplastique. Il revient en 1900 sur l'importance de ce temps dans l'opération de la néphrorrhaphie.

Michon et Pasteau (1900) ont traité par le cathétérisme urétéral répété de petites rétentions rénales du rein mobile ; ils réservent la néphropexie aux cas où ce traitement a échoué.

Bazy (1900), Legueu (1900), sont partisans des opérations autoplastiques, ainsi que Küster (1900), qui fait l'opération autoplastique même dans les cas où l'autre rein étant parfaitement sain, on pourrait être tenté de faire la néphrectomie.

II° LE CATHÉTÉRISME URÉTÉRAL COMME INDICATION DANS LE TRAITEMENT DU REIN MOBILE.

Le cathétérisme urétéral est un adjuvant précieux : il a permis à Michon et Pasteau de voir que la sécrétion des urines était déjà troublée et qu'il se produisait déjà de petites rétentions rénales (de 7 à 40 grammes), dans les petites crises douloureuses bien localisées au rein mobile, et suivies des accalmies caractéristiques de l'hydronéphrose intermittente vraie dont elles sont le prélude. Pawlik, Kelly, Poirrier, Casper, Nitze, Boisseau du Rocher, Albarran, ont perfectionné ce moyen d'exploration et de traitement. Albarran surtout et les élèves de l'Ecole de Necker ont travaillé à faire donner au cathétérisme urétéral une place importante.

Les objections dont cette exploration a été passible, surtout l'infection possible, ne sont guère applicables dans l'hydronéphrose intermittente du rein mobile où l'on a d'ordinaire à traiter des sujets non infectés, à vessie saine ; on ne risque pas d'infecter les sondes dans la traversée

vésicale et par suite l'uretère et la poche hydronéphrotique. Si la vessie était malade, il nous semble qu'il vaudrait
mieux ne pas risquer la possibilité d'une infection pyélo-
rénale.

Dans l'hydronéphrose intermittente du rein mobile, le
cathétérisme urétéral permet de faire le diagnostic de la
rétention rénale, de vérifier l'état de l'uretère. Albarran
a noté que la sonde urétérale arrêtée dans l'uretère retrou-
vait le chemin libre quand on réduisait le rein, ce qui effa-
çait la coudure de l'uretère. Dans ces cas, l'indication est
bien de fixer le rein par néphropexie. La sonde dira aussi
si l'uretère est rétréci et s'il ne convient pas de traiter ce
rétrécissement pour rendre ultérieurement possible une
opération autoplastique reconnue nécessaire. Elle dira encore si l'uretère n'est plus perméable, mais il faut pour
s'en assurer laisser la sonde à demeure un temps assez long
pour recueillir de l'urine, car des valvules peuvent empê-
cher la libre progression de la sonde vers le bassinet, tout
en laissant descendre l'urine : si la sonde recueille de l'u-
rine, on est sûr que l'uretère est perméable, si la sonde
n'en recueille pas il faut penser que l'uretère est fermé
(après s'être assuré du bon état de la sonde).

L'analyse de l'urine recueillie par la sonde permet aussi
de dire s'il y a ou non hydronéphrose. Toutes les fois, dit
Albarran, que l'urine de la sonde placée dans le bassinet
et celle de l'urine recueillie dans la vessie ont une compo-
sition identique, on peut affirmer qu'il n'y pas d'hydronéphrose. Pour une analyse complète établissant la valeur
secrétoire de la poche (analyse chimique totale, analyse
par le bleu de méthylène (Achard et Castaigne, Bazy, Albarran, etc.), il faut recueillir l'urine des 24 heures. On sau-
ra ainsi, par l'analyse séparée de l'urine des deux reins, la
valeur physiologique du rein supposé sain, et on pourra
poser d'une façon plus précise les indications d'une opération conservatrice ou d'une opération radicale, et les contre-indications de toute intervention chirurgicale.

Ce cathétérisme peut encore être thérapeutique et assurer la guérison dans les premières périodes de l'hydronéphrose intermittente. (Schwartz et Imbert, Albarran, Michon et Pasteau, Pawlik, etc). Si l'hydronéphrose dépend bien de la mobilité du rein, la néphropexie reprendra ses droits.

Pendant l'opération de la néphropexie, Albarran conseille de placer une sonde urétérale à demeure, par les voies naturelles, pour juger des rapports de l'uretère et du bassinet et de la nécessité d'une opération complémentaire. Même dans les cas d'infection pyélique, surtout d'infection descendante, le cathétérisme urétéral, comme Gosset (1900) l'a montré dans sa thèse, est important, à condition que la vessie soit saine. Il permet aussi de juger de la valeur de l'uretère et de l'utilité d'une opération autoplastique secondaire qu'on peut voir devenir utile postérieurement à une première néphropexie.

III° Choix de l'opération.

Le cathétérisme de l'uretère est donc un excellent moyen de fixer les indications opératoires dans l'hydronéphrose intermittente, il faut savoir s'en servir ; il faut aussi pouvoir s'en passer soit que les conditions de la vessie le rendent impossible, soit que, par défaut d'outillage, on ne puisse l'appliquer.

On s'en rapportera alors à l'étude de la tumeur hydronéphrotique par les procédés plus simples, parmi lesquels la phonendoscopie par la méthode de Bianchi aidera à différencier la tuméfaction rénale des collections ou tumeurs hépatiques ou vésiculaires, des affections kystiques de l'abdomen ou des annexes de l'utérus. Avant tout, l'exploration méthodique avec les règles établies par Guyon, Glénard, Israël, la recherche de ces crises caractéristiques de douleur rénale ou irradiée, d'augmentation de volume, d'oligurie, suivies de débâcle urinaire amenant la disparition de la tumeur et de la douleur, la constatation très nette du rôle de la station debout, de la marche, de la fatigue pour provoquer la crise, comme de l'influence du décubitus horizontal et des différentes positions, souvent bien indiquées par le malade lui-même, qui connaît la meilleure attitude à prendre pour réduire son rein : la répétition de ces crises accompagnées de la constatation physique d'une tumeur rénale mobile, rénitente, s'effaçant parfois complètement quand on l'a réduite, tout cela peut suffire à poser l'indication de l'opération.

Il faut intervenir s'il n'y a pas de contre-indications formelles.

A moins d'urgence absolue, comme dans certains cas immédiatement menaçants d'étranglement rénal ou d'anurie prolongée dans l'hydronéphrose intermittente, dans lesquels la vie du malade est menacée d'une manière pressante et où l'opération de nécessité s'impose, on attendra un intervalle de calme, pour donner au malade toutes les garanties de bénignité et de sécurité.

L'opération de choix, sauf peut-être pour les très vieilles et très grosses hydronéphroses, qui d'ailleurs souvent ont perdu les caractères de l'hydronéphrose intermittente, est une opération par la voie lombaire.

En principe, c'est la néphropexie qu'il faut faire ; plus tard la fixation du rein ne suffit pas, il faut évacuer la poche, plus tard enfin des opérations complémentaires deviennent nécessaires.

Ce n'est bien souvent qu'au cours de l'opération que l'on posera les indications opératoires nouvelles que vont donner les constatations faites sur l'état du rein, du bassinet, de l'uretère.

Il faut, dans cette néphropexie lombaire, dégager le rein de sa capsule adipeuse, temps assez minutieux, aller vers le hile, explorer complètement le rein, le bassinet et l'uretère.

Dans le cas d'hydronéphrose au début, où l'on voit le rein en fer à cheval ou en langue de chien, et où le vo-

lume n'est pas trop grand, on arrive assez facilement sur
l'uretère qu'on trouve courbé en arc, quelquefois coudé,.
mais sans dilatation ni brides fibreuses. Le rein étant re-
monté, la poche s'affaisse, car le liquide retenu s'est écoulé
par l'uretère redevenu perméable, le bassinet revient bien
sur lui-même : il ne reste pas de poche pyélique proprement dite. A ces cas suffit la simple néphropexie, à condition qu'elle soit faite avec le soin de bien fixer le rein dans
toute sa hauteur pour éviter les petits déplacements secondaires, causes de douleurs nouvelles par hydronéphrose
partielle, comme Walther et Albarran en ont observé.

Dans les hydronéphroses plus volumineuses, il faut,
avant de chercher à fixer le rein, évacuer le liquide par
ponction, ou mieux, croyons-nous, par néphrotomie.

Ceci fait, on vérifiera l'état de l'uretère.

Celui-ci peut être fixé par des brides ou des tractus fibreux comme Rafin (de Lyon) en a observé un cas en 1899.
L'uretère présentait une série de flexuosités rendues fixes
par des brides externes que Rafin sectionna, ce qui lui per-
mit de rendre à l'uretère sa perméabilité et de vider aisé-
ment le bassinet. Cette urétérolysorthose, comme l'appelle
Rochet, guérit le malade, chez lequel avaient échoué une
néphrorrhaphie et une néphrotomie antérieures.

Il est souvent nécessaire d'agir autrement.

Mais d'abord la recherche de l'uretère peut offrir des
difficultés particulières : on sait combien est pénible parfois, au cours des interventions pour ancienne hydronéphrose, surtout pour ancienne hydropyonéphrose, la recherche de l'uretère et plus spécialement de son orifice dans
le bassinet. La néphrotomie faite largement, le rein bien
étalé dans la main du chirurgien, il peut être impossible
de trouver l'orifice urétéral et d'en faire le cathétérisme
rétrograde : toutes les fois que ce cathétérisme est possible,
il faut le faire, mais dans les cas où il ne peut être prati-
qué, on aura avantage, si on le peut, à faire comme Albarran, le cathétérisme par les voies naturelles. Albarran, avant

de faire l'incision lombaire, place dans l'uretère une sonde qui lui permet pendant son opération de retrouver le conduit urétéral, de faire sur lui les manœuvres qui peuvent être nécessaires, et en faisant remonter la sonde, de vérifier le point d'abouchement de l'uretère dans la cavité du bassinet.

C'est qu'en effet de la constatation des rapports réciproques de l'uretère et du bassinet, de l'ouverture de celui-là dans celui-ci, de l'état de l'uretère lui-même vont naître des indications opératoires spéciales qui ne peuvent guère se poser qu'à ce moment.

A. — Si l'uretère s'implante obliquement dans le bassinet et qu'à son extrémité supérieure il présente une valvule, un éperon entre le bassinet et lui, on pourra :

a) Sectionner l'éperon simplement (Fenger).

b) Ou bien sectionner l'éperon, puis suturer chacun des bords de la plaie perpendiculairement à la ligne de section pour avoir une large ouverture (Trendelenburg, Bardenheuer).

B. — Si l'uretère s'implante trop haut sur la poche du bassinet, s'il laisse au-dessous un cul-de-sac déclive qui ne peut se vider, on fera les opérations suivantes :

a) L'urétéropyélostomie de Küster, en insérant l'uretère au point déclive du bassinet :

b) La pyéloptychie ou pyéloplicature d'Israël, ou le capitonnage d'Albarran qui tous deux réduisent la poche pyélique pour la ramener au niveau de l'uretère et supprimer le cul-de-sac.

c) Sectionner sur toute la longueur de l'accolement l'uretère et le bassinet, suturer les parois respectives urétéropyéliques le long de la fente pour avoir une longue et large anastomose urétéro-pyélique (Bardenheuer).

d) S'il reste ensuite une poche déclive après ces opérations, il faut la réséquer (Albarran).

C. — S'il y a une coudure fixe de la portion supérieure

de l'uretère irréductible par le procédé de l'urétérolysorthose de Rafin, on fera l'urétéropyélonéostomie que Bazy a faite le premier en France, et qu'avaient faite Küster, Wœller, von Hœck et Bardenheuer.

D. — Si l'uretère est rétréci à sa partie supérieure, on fera l'urétérotomie et l'urétéroplastie en sectionnant longitudinalement l'uretère et en suturant perpendiculairement les lèvres de l'incision (Fenger, Albarran).

E. — Dans tous ces cas on peut se contenter de faire l'anastomose latérale de l'uretère au point déclive de la poche (Helferich, Delbet, Albarran).

Toutes ces opérations sont longues, délicates ; elles sont sans doute plus favorables dans les hydronéphroses où il n'y a pas d'infection que dans les hydropyonéphroses. Mais avant de les pratiquer, il faut être sûr de l'état général du sujet, pour éviter le choc opératoire ; il faut être sûr du bon fonctionnement de l'autre rein pour éviter l'anurie par réflexe inhibitoire ; il faut être sûr aussi de l'intégrité de l'uretère dans sa partie inférieure.

Comme nous l'avons déjà dit, on ne pratiquera pas ces longues opérations au cours d'une crise douloureuse, à chaud comme l'on dit. On calmera la crise par le repos, le décubitus, les calmants médicaux appropriés, par la réduction de la tumeur mobile, au besoin par le cathétérisme urétéral, qui a donné de beaux résultats à Albarran et à Pasteau ; plus tard on fera l'opération à froid.

Assez souvent aussi, ce n'est pas dans une première intervention qu'on pratiquera les opérations autoplastiques ; elles deviennent des opérations secondaires ; après une néphrotomie et une néphropexie, lorsque le malade demande à être délivré de la fistule de la néphrostomie ces opérations autoplastiques sont indiquées pour remplacer la néphrectomie secondaire, seule admise autrefois ; c'est tout le traitement des fistules rénales qu'il faudrait exposer ici ; il nous entraînerait trop loin.

Dans l'hydronéphrose intermittente du rein mobile, la néphrostomie, avec fixation de la poche, devient l'opération de nécessité dans un certain nombre de circonstances :

a) Lorsque la lésion est double et déjà assez avancée pour que la seule néphropexie soit insuffisante.

b) Lorsque l'on a pu se rendre compte de l'état de l'autre rein.

c) Lorsque l'autre rein est très malade, ou lorsqu'il a été enlevé par une néphrectomie antérieure — ou lorsqu'on soupçonne un rein unique.

d) Lorsque l'état général du malade (état d'anurie avec subcoma, état général précaire) commande une intervention immédiate pour lever l'anurie.

Plus tard, lorsque l'état du malade sera amélioré, on pourra songer aux opérations autoplastiques si les autres conditions sont favorables. On les fera comme opérations complémentaires, surtout si l'hydronéphrose n'est plus aseptique et devient uropyonéphrose, a fortiori s'il s'agit d'une pyonéphrose.

La néphrectomie a des indications beaucoup plus restreintes, d'autant plus que la technique des opérations autoplastiques pyélo-urétérales se perfectionne. On la réserve aux cas anciens où la poche hydronéphrotique a perdu toute valeur sécrétoire, et à ceux où l'autre rein étant manifestement sain, le rétablissement du cours des urines par l'uretère est reconnu impossible.

L'hydronéphrose peut s'infecter : elle l'est à un faible degré (uropyonéphrose) et son traitement reste sensiblement celui de l'hydronéphrose, ou bien elle est profondément infectée et devient une pyonéphrose vraie ; celle-ci doit être traitée comme les pyonéphroses en général, et la notion de la mobilité du rein passe à l'arrière-plan. Les opérations conservatrices sont indiquées dans cette catégorie de pyonéphroses.

Chapitre VII.

Contre-indications.

Ce que j'ai déjà dit dans le chapitre des indications opératoires du rein mobile me permettra d'être très bref sur
le chapitre des contre-indications.

Ce sont d'abord les mêmes contre-indications que pour
toute intervention chirurgicale : l'âge avancé du sujet,
son mauvais état général, l'existence d'une affection orga-
nique du cœur, du poumon ou d'un autre viscère, le dia-
bète, l'albuminurie vraie : pour ce dernier cas, il faut distinguer, car Menge (de Leipsig) a signalé les albuminuries
transitoires que peuvent provoquer l'exploration et les pal-
pations répétées du rein dans une même séance d'examen ;
le soir, apparaît de l'albuminurie qui est transitoire, car le
repos de l'organe la fait disparaître. C'est une albuminurie
mécanique qui ne constitue pas une contre-indication
comme le fait celle du mal de Bright.

L'état cachectique du malade est souvent une contre-
indication, il faut pourtant examiner avec soin si la néphroptose n'y joue pas un rôle prépondérant ; Bazy, dans
ses observations de cachexie néphroptosique, a montré que
l'opération donnait dans ces cas de bons résultats, quoique
les effets immédiats puissent paraître décevants, la guérison se produit par la suite.

L'état mental ou nerveux de la malade, qui est le plus
souvent une contre-indication opératoire, ne l'est pas d'une
façon absolue. Le cas de Smith (1886), que nous relatons
plus haut, en est un exemple typique ; et la question des
psychoses post-opératoires discutée à la Société de chirurgie d'après les travaux de Picqué montre que les indications et contre-indications n'ont rien d'exclusif. Comme
nous l'avons vu, il faudra toujours essayer d'abord le trai-

tement orthopédique, mais en cas d'échec de celui-ci, l'état mental ou nerveux du malade ne sera pas toujours une contre-indication opératoire si l'on peut établir le rôle générateur de la néphroptose. Le pronostic sera pourtant réservé au point de vue des résultats définitifs.

Ce que nous avons dit de la forme dyspeptique du rein mobile nous dispense de revenir sur les contre-indications fournies par l'entéroptose ou les autres affections digestives dans le rein mobile.

Chapitre VIII.

Conclusions.

Au point de vue pathogénique, les diverses causes énumérées : sexe, âge, grossesses, amaigrissement, maladies de l'utérus et de ses annexes, du tube digestif et des organes abdominaux, action du corset, des efforts, des traumatismes, sont insuffisantes à expliquer la production du rein mobile, si l'on ne tient pas compte des conditions anatomiques que crée une sorte de prédisposition congénitale ; avec celle-ci l'action de ces causes apparaît plus évidente.

Les indications opératoires, rares dans les formes dyspeptiques et neurasthéniques du rein mobile, sont plus nettes dans la forme douloureuse ; on les réservera aux cas où le traitement orthopédique aura échoué.

Dans les formes accompagnées de crises d'étranglement ou d'hydronéphrose intermittente qui se renouvellent, on ne s'attardera pas au traitement orthopédique ; on fera la néphropexie pour éviter de voir l'hydronéphrose augmenter, ce qui nécessiterait des opérations autoplastiques longues et difficiles, préférables pourtant à la néphrectomie qui ne sera plus qu'une opération d'exception.

Edgard CHEVALIER.

INDEX DES AUTEURS CITÉS

CASPER, *in* Albarran.

DELAGÉNIÈRE (P.), *in* Thèse Paris, 1892.

DIETL, in *Wien. méd. Woch.*, 1864.

DEPAGE, in *Journ. méd. et chir.*, 1892 (décembre).

DEPAGE, *in* Soc. sc. méd., Bruxelles, 1899 (novembre).

DELVOIE, *in* Godart-Danhieux.

DURET, *in* Ac. méd. Belgique, 26 mai 1888, in *Ann. gén.-urin.*, 1888.

DURET, in *Journ. sc. méd.*, Lille 1899, 7 janvier.

DELBET, *in* Rochet.

EBSTEIN, *in* Bruhl.

EWALD, in *Soc. méd.*, Berlin, 1890, in *Sem. méd.*, 1890.

EGER, in *Berl. Klin. Woch.*, 1876.

ESMARCH, *in* Cong. chir. allem., 1882.

ENGSTRÖM (Otto), in *Rev. Gynécol.*, 1898.

ENDENLEN, *in* Bruhl.

FREDET, in *Bull. Soc. Anat.*, 1898.

FRITZ, in *Arch. gén. méd.*, 1859, T. II.

FISHER-BENTZON, Kiel (1887), An. et étiol. des reins mobiles.

FORBER, *in* Albarran.

FEGNER, *in* 13e Cong. int. de méd., Paris, 1900.

FORGUE, in *Nouv. Montpellier méd.*, 1898.

FRANK, in *Berl. Klin. Woch.*, 1889.

GEROTA, *in* Glantenay et Gosset.

GLANTENAY ET GOSSET, in *Bull. Soc. Anat.*, 1897.

GLANTENAY ET GOSSET, in *Ann. gén.-urin.*, 1898.

GLÉNARD, *in* Ptoses, Paris 1899 et Revue des maladies de la nutrition (*passim*).

GUÉNEAU DE MUSSY, in *Clin. méd.*, 1875.

GODART-DANHIEUX, in *Soc. sc. méd.*, Bruxelles, 1899 (6 novembre), et *Gaz. Hebd.*, 1900.

GODART-DANHIEUX ET VERHOOGEN, in *Soc. Belge de Chir.*, 1894, 27 janvier.

GILFORT, *in* Albarran.

GUINON, in *Presse méd.*, 1897.

GUTTMANN, in *Soc. méd.*, Berlin 1890.

GUTERBOCK, in *Soc. méd.*, Berlin 1895 et *Sem. méd.*, 1895.

GRIFFON, *in* Albarran.

GILEWSKI, *in* Smid'ts Jarb., T. CXXVII, 1865.

GUYON, in *Ann. gén.-urin.*, *passim*.

GUYON, in *Bull. Ac. méd.*, 1889.

GUYON, in *Cong. chir.*, 1896, 97, 1898.

GUYON, *in* Congrès de l'Assoc. fr. d'urologie, *passim*.

Gosset (A.), *in* Thèse Paris, 1900.

Henle, *in* Anatomie.

Hallèr, *in* Landau.

Hahn, in *Cent. für Chir.*, 1881.

Hahn, *in* IIᵉ Cong. all. de chir., 1882.

Hare in *Med. Times and Gaz.*, 1857.

Henoch, in *Klin. der Unterleibskrank.*, B. III.

Herzel, in *Cent. f. chir.*, 1893.

Hildebrand et Haga, in *Deutsch. zeitsch. f chir.*, XLIX et *Sem. méd.*, 1899.

Hale, *in* Albarran.

Helferich, *in* Rochet.

Israel, *in* Chir. du rein et uretère. Traduct. française, 1898.

Imbert (L.), *in* Thèse Paris, 1898.

Jonnesco, *in* 12ᵉ Congrès int. méd., Moscou, 1897.

Keppler, in *Arch. f chir.*, 1879.

Knöpfelmacher, *in* Jahrb. f. Kinderheil, LIII, in *Sem. méd.*, 1901.

Küttner, in *Berl. Klin. Woch.*, 1890.

Keller. in *Sem. méd.*, 1898, p. 239.

Koranyi (de), in *Berl. Klin. Woch.*, 1890, 4 août.

Krakauer, *in* Ueber hydronéphrose. Thèse Berlin, 1880.

Keen, in *Boston méd. and surg. Journ.*, 5 juin 1890.

Kidd, *in* Albarran.

Kumpf, *in* Albarran.

Kelly, in *Rev. Gynécol.*, 1897.

Küster, *in* 13ᵉ Cong. internat. méd., Paris, 1900.

Knapp, *in* Albarran.

Lewis (Edwin), in *New-Y. méd. Journ.*, 1898, 23 avril.

Leiter, *in* Albarran.

Lafourcade, *in* Congrès de Bordeaux, 1895.

Lancereaux, in *Dict. Encycl. des Sc. méd.*, article *Rein*.

Luschka, *in* Anat. Tubingen (1862-69).

Lesshaff, *in* Delagenière.

Lejars, *in* Voies de sûreté de la veine rénale. *Soc an.*, 1888.

Legueu, in *Bull. Soc. an.*, 1895.

Legueu, *in* Cong. assoc. franç. urologie, 1896.

Legueu, *in* Congrès chirurgie, 1892-96.

Legueu, *in* Chirurgie du rein et de l'uretère, 1894.

Legueu, *in* 13ᵉ Cong. int. méd., Paris, 1900.

Legueu et Malherbe, *in* Cong. assoc. f. d'urologie, 1899.

Landau, *in* Die Wanderniere der Frauen, Berlin, 1881.

Landau, *in* Cong. Soc. All. chir., 1881.

LANDAU, in *Soc. méd.*, Berl., 1888 *et passim.*

LEGRY, *in* Traité de Debove et Achard.

LINDNER, in *Ann. gén.-urin.*, 1888, p. 364.

LITTEN, in *Soc. méd.*, Berl., 1890.

LEGENDRE, in *Soc. méd. des hôp.*, 22 décembre 1893.

LE DENTU, *in* Congrès chir., 1886.

LE DENTU, *in* Traité des maladies des reins, 1889.

MÉSUÉ (1585), *in* Rayer.

MECKEL, *in* Landau.

MATHIEU, in *Soc. méd. des hôp.*, 8 décembre 1893.

MORRIS, in *Brit. méd. J.*, 1876.

MORRIS, *in* Surgical disease of Kidney, 1885, Londres.

MICHON ET PASTEAU, *in* 13e Cong. int. méd., Paris, 1900.

MAC COSH, in *Soc. chir. N.-Y.*, 12 février 1890, in *Ann. gén.-urin.*, 1890.

MARFAN, in *Arch. gén. méd.*, 1900, mai.

MARCHAND (G.), in *Bull. Soc. chir.* 1893.

MENGE, in *Sem. méd.*, 1900.

NAVARRO, in *Bull. Soc. an.*, 1893.

NAVARRO, *in* Thèse Paris, 1894.

NEWMANN, *in* Dis. of Kidn., 1888.

NEUMANN, *in* Thèse Berlin, 1892.

NITZE, *in* Albarran.

NICHAUS (de Berne), in *Cent. f. chir.*, 1888, n° 12.

OCHSLE, *in* Albarran.

PASTEAU, in *Bull. Soc. Anat.*, 1897, février.

PASTEAU, *in* Cong. Soc. f. Urol., 1898 et 1899.

POTAIN, in *Assoc. av. Sc.*, Congrès Limoges, 1890.

PETER, *in* Trousseau.

POLAILLON, *in* Cong. chir., 1886.

PÉAN, *in* Cong. chir., 1886 et 1896.

POTAIN ET BYCHOFFSKI, *in* Albarran.

PAWLIK, in *Rev. Gynécol.*, 1897.

PICQUÉ, in *Bull. Soc. chir.*, 1898.

RÉCAMIER, *in* Thèse Paris, 1889.

ROSENTHAL, in *Thérap. Monatsch.*, 1896.

ROSENTHAL (Mlle), in *Bull. Soc. chir.*, 1901, rapport Richelot.

RIOLAN, *in* Rayer.

RAYER, *in* Traité des mal. des reins, 1841, T. III.

REYMOND, in *Rev. chir.*, 1900.

ROLLET, *in* Monographie Erlangen, 1866.

RAFIN, *in* Rochet.

ROCHET, *in* Chir. du rein et de l'uretère, 1900.

Simon et Arnold, *in* Delagenière.

Sappey, in *An. Desc.*, T. IV.

Stiénon, *in* Soc. Sc. méd., Bruxelles, 6 novembre 1899.

Skorckewsky, *in* Tuffier.

Schulze, *in* Thèse Berlin, 1867.

Senator, in *Soc. méd.*, Berlin, 1890.

Stapfer, *in* Albarran.

Sinitzine, *in* 4ᵉ Cong. méd. russes Sect. chirurg., Moscou, 1891.

Simon et Hansemann, in *Ann. gén.-urin.*, 1889.

Segond, *in* Cong. chir., 1886.

Segond, *in* Rapport Walther, Soc. chir., 1893.

Sulzer, in *Ann. gén.-urin.*, 1891, p. 438.

Stifler, in *Ann. gén.-urin.*, 1892.

Schilling, *in* Albarran.

Schiffler, *in* Albarran.

Smith, *in* Brodeur.

Schwartz et Imbert, in *Bull. Soc. chir.*, 1897.

Thiriar, *in* Albarran.

Toldt (de Prague), *in* Delagenière.

Troquart, in *Journ. de méd. de Bordeaux*, mars 1890.

Trousseau, in *Arch. gén. de méd.*, 1866.

Trousseau, *in* Clinique de l'Hôtel-Dieu, T. III.

Terrier et Baudouin, in *Rev. chir.*, 1891.

Trekaki, *in* 13ᵉ Cong. int. de méd., 1900, Paris.

Tulpius, *in* Rayer.

Tillmanns, in *Cent. f. chir.*, 1892.

Tricomi, *in* Congrès, Rome, 1894.

Tricorni, *in* XIᵉ Cong. Ital. chir., 1896.

Török von (Guido), in *Wiener Klin Woch.*, 1899, nᵒ 22.

Tait (L.), *in* Albarran.

Tuffier, in *Arch. gén. méd.*, 1890, T. I.

Tuffier, *in* Cong. f. chir., 1891 et suivants.

Tuffier, in *Soc. chir.*, 1893 *et passim*.

Tuffier, in *Sem. méd.*, 1896.

Tuffier, *in* Traité de chir. de Duplay et Reclus, 1899, 2ᵉ édition.

Trendelenburg, *in* Rochet et Albarran.

Weisker, *in* Schm. Iarb., CXIX et CXX.

Volkoff et Delitzine, *in* Soc. des méd. russes, Saint-Pétersbourg, 12 décembre 1897 et *Ann. gén. urin.*, 1898.

Van der Welde, in *Soc. Sc. méd. Belge*, 6 novembre 1899.

Watson, in *Journ. of cut. and gén.-urin. diseases*, 1897.

Walsch, *in* Thèse Paris, 1896.

Walther, in *Bull. Soc. chir.*, 1893-1894.

Weir, *in* Ceccherelli.
Verhoogen, *in* Soc. sc. méd. Bruxelles, 6 novembre 1899.
White, *in* Albarran.
Waller, *in* Albarran.
Von Haek, *in* Albarran.
Zuckerkandl, in *Wien. méd. Jahrb.*, 1883.

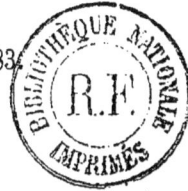